新时代下
中医药文化认同研究：
量表设计、现状调查与对策

潘小毅◎著

重庆大学出版社

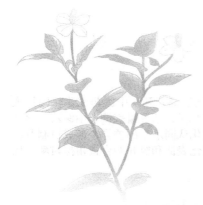

内容提要

本书采用质性研究和实证研究方法，根据标准量表编制规范，开发中医药文化认同量表（Traditional Chinese Medicine Cultural Identity Scale，TCMCIS），依托量表调查中医药文化认同水平，并通过理论演绎，形成研究假设实证分析中医药文化认同水平的差异、形成机制及影响因素，以科学传播理论和文化循环理论模型为基础，从文化表征和媒介融合视角探讨新时代下中医药文化认同构建和提升的具体对策。

图书在版编目（CIP）数据

新时代下中医药文化认同研究：量表设计、现状调查与对策 / 潘小毅著 . -- 重庆：重庆大学出版社，2023.8
ISBN 978-7-5689-3884-6

I. ①新… II. ①潘… III. ①中国医药学 – 文化研究 – 中国 IV. ① R2-05

中国国家版本馆 CIP 数据核字（2023）第 082345 号

新时代下中医药文化认同研究：量表设计、现状调查与对策
XINSHIDAI XIA ZHONGYIYAO WENHUA RENTONG YANJIU
LIANGBIAO SHEJI XIANZHUANG DIAOCHA YU DUICE
潘小毅 著

策划编辑：王晓蓉
责任编辑：王晓蓉　　版式设计：王晓蓉
责任校对：刘志刚　　责任印制：赵 晟
*
重庆大学出版社出版发行
出版人：饶帮华
社址：重庆市沙坪坝区大学城西路 21 号
邮编：401331
电话：（023）88617190　88617185（中小学）
传真：（023）88617186　88617166
网址：http://www.cqup.com.cn
邮箱：fxk@cqup.com.cn（营销中心）
全国新华书店经销
POD：重庆新生代彩印技术有限公司
*
开本：787mm×1092mm　1/16　印张：9.25　字数：175 千
2023 年 8 月第 1 版　2023 年 8 月第 1 次印刷
ISBN 978-7-5689-3884-6　定价：40.00 元

前 言

中医学作为中华传统医学，对中华民族的生存与发展作出了巨大的贡献，其理法方药体系历经千年沉淀而不衰，在世界传统医学领域独树一帜。当今，对中医学的认识已不局限于生命科学，作为科学技艺和人文思想的完美结合，中医学更是一种生命文化。在世界文化日益全球化、多元化的大背景下，面对中医药事业发展的问题，不能将目光局限在“科学”“技术”层面，而应将其放到大文化体系之中去探讨。

文化认同，是个体对某种文化的倾向性共识与认可，这种共识与认可形成支配人类行为的思维准则与价值取向。只有人们在文化上认同了中医药，才能在实际行动中参与并支持中医药活动。可见，中医药文化认同感的建立和提高是发展中医药文化的根基，是中医药事业前进的保障。然而，随着近代异质文化的流入带来的文化冲突引发了一定程度的传统文化认同危机，特别是在经历了历史的辉煌和西方医学的冲击后，中医药文化也未能幸免。尤其是国内年轻人，甚至中医药从业者也出现了“轻蔑中医、不信中医、不用中医”的现象，中医药文化认同危机问题突出。

针对以上问题，习近平总书记曾于多个场合指出新时代下要高度重视中华传统文化的历史影响和重要意义，并强调“中华优秀传统文化是我们最深厚的文化软实力，而中医则是打开中华文明宝库的钥匙”。在 2016 年 12 月 25 日通过的《中华人民共和国中医药法》第六章中，更是以法律条文形式明确了加强对中医药文化的保护、普及和宣传。因此，本书选题具有重要的现实意义。

由于中医药文化的历史渊源及民族特色，国外关于中医药文化认同的研究目前尚为空白。国内相关研究则多聚焦于中医药文化本身的核心价值及内涵挖掘[1–8]，而少有对中医药文化认同的探讨。此方面研究集中兴起于 2010 年以后，主要通过文献研究和经验研究分析中医药文化认同危机的根源及相应对策[9–14]。这些在一定程度上开拓了中医药文化研究的视角，丰富了中医药文化认同研究内容。但不足的是，中医药文化认同的实际现状在现有研究中并未得到有效揭示和分析，具体表现为：当前研究成果缺乏标准化量表，阻碍了中医药文化认同水平的有效测量；鲜有中医药文化认同的群体差异及其形成机制研究；研究视角单一，仅从跨文化传播角度探讨中医药文化认同提升对策。以上研究不足若能解决，将有利于补充和完善目前中医药文化认同的理论研究体系及内容。故本书选题具有一定理论价值。

（1）本书研究目的

针对中医药文化认同研究的理论与现实问题，开发中医药文化认同量表，调查中医药文化认同水平，分析中医药文化认同水平的群体差异、影响因素及作用机制。以科学传播理论和文化循环理论模型为基础，从文化表征和媒介融合视角探讨新时代下中医药文化认同构建和提升的具体对策，以期弥补现有文献对中医药文化认同研究的不足，丰富中医药文化领域相关研究，并为促进中医药文化认同水平的测量以及中医药文化的有效传播提供理论基础，为政府相关管理方、行业协会等制定促进中医药文化事业繁荣发展的政策提供建设性思路和决策支持。

（2）本书研究方法

首先，根据标准量表编制规范，在理论回顾与专家访谈的基础上，主要利用问卷法收集数据，并采用编码技术、因子分析和相关分析等技术，通过定性与定量相结合的研究方法，开发中医药文化认同量表。其次，基于开发的中医药文化认同量表进行中医药文化认同水平的调查和实验，揭示中医药文化认同水平的现状。最后，采用文献研究方法从媒介研究和文化研究的交叉视角，分析中医药文化认同的影响因素和作用机制，以及新时代下中医药文化认同构建和提升的对策。

（3）本书研究成果

第一，明确了中医药文化认同的概念和结构，开发了一个具有良好信度和效度的中医药文化认同量表。中医药文化认同，是指人们对中医药文化特征内容和形式的认知、情感和行为。中医药文化认同量表包含18个测项和3个测量维度，其中，6项测量中医药文化认同认知维度，5项测量中医药文化认同情感维度，7项测量中医药文化认同行为维度。

第二，通过中医药文化认同状况的调查研究，发现目前我国民众对中医药文化的总体认同水平不低，但青年人群对中医药文化的认同程度不及中老年人群，同时民众对中医药隐文化的认同水平相较于显文化更高。通过关于中医药文化认同水平改善的实验研究，发现通过新媒体的应用接触中医药信息能够提高青年人群的中医药文化认同水平。

第三，通过质性研究探析了历史叙事和媒介文化表征对中医药文化认同的影响。文化表征具有表意实践和文化认同构建的功能，中医药文化表征实践包含了历史叙事和媒介文化表征，其中历史叙事是方法，媒介文化表征是途径，它们对中医药文化认同的影响作用主要表现在规范、表征、生产、消费和认同5个环节。其中，规范环节是通过历史叙事经由还原式叙事和拟情式叙事呈现中医药历史面貌和情节，形成其文化事实和价值规范。表征环节是通过媒体媒介系统的再符号化处理实现中医药文化历史叙事内容的转化，使得再呈现、再生产的是符合时代特征和发展要求的中医药文化意义和价值观念（生产环节），并能与受众共情互动，易于受众接受及理解（消费环节）；在意义与价值被受众解码之后转化为他们的意识（认知、情感）和行为，促成相互间的分享及参与实践，实现中医药文化认同（认同环节）。

第四，以科学传播理论和文化循环理论模型为基础，从文化表征和媒介融合视角提出了新时代下中医药文化认同构建和提升的对策模型及内容，主要包括“真实—再现—参与”的对策框架，以及“历史叙事—媒介表征—媒介融合”的对策路径。

（4）本书研究结论

在新时代背景下，首先，应在广义文化范畴下理解中医药文化认同的概念，研究中医药文化认同问题应该遵循态度情感说而非价值类型说。中医药文化认同的对象既包括中医的核心价值观念、思维模式等隐性文化内容，又包括中医药疗效、中医药文化作品、中医药产品、中医药事业发展等显性文化形式。其次，从目前我国民众以及青年人群对中医药文化认同的情况来看，未来要关注新时代下的中医药文化认同的构建和提升。一方面，重视并利用历史叙事方法来加强中医药文化认同的构建，合理选择和灵活运用叙事素材、叙事话语结构和叙事模式等；另一方面，充分重视并利用媒介表征方式来促进中医药文化认同的提升，关注广义语言符号系统的有效运用，特别是媒介融合对中医药文化意义的生产和中医药文化认同提升的作用，逐步推动由技术要素驱动的表征形式的融合过渡到由经济要素驱动的表征内容的融合，最终实现由文化要素驱动的表征生态的融合。中医药文化表征和传播的主体身份应尝试多元化，突破科普宣传的传统渠道角色，积极向服务、产品、体验、社群延伸；中医药文化表征和传播不再局限于以科普知识宣传来满足公众需求，而是要通过媒介融合方式有效整合行业和社会资源，以中医药文化IP和品牌运营策略为引领形成全媒介业态体系，围绕中医药文化相关内容生产科普知识、新闻内容、社交主题，并提供相应的健康促进、文化娱乐、生活购物等产品或服务，使中医药隐文化和显文化全面渗透到受众生活中，有效构建和提升中医药文化认同。

作 者

2023年2月

目 录

第1章

绪 论

1.1 研究现状与理论基础

近年来，关于中医药文化认同的研究逐年增加（图 1.1）。鉴于目前中医药文化认同的现实和理论问题，亟待对中医药文化认同的相关理论研究进行梳理和归纳。由于中医药文化认同问题的深刻性和庞杂性，本节主要采用文献分析法，从基本概念“认同”开始，对有关认同的研究、文化认同的研究和中医药文化认同的研究进行综述，并以此为基础对关于中医药文化认同未来的研究问题和思路进行总结与讨论。

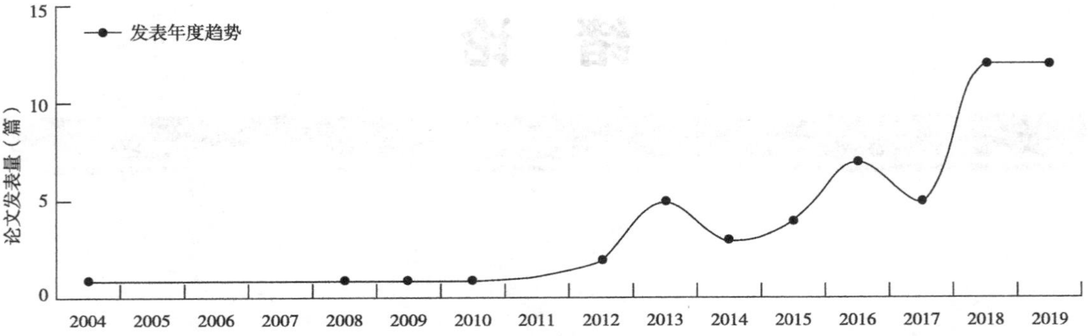

图 1.1 中医药文化认同研究论文的发表趋势（统计源为中国知网）

1.1.1 关于认同的研究

对“认同”的关注与研究由来已久，在各学科领域被广泛应用。目前，直接围绕“认同”问题的研究概括起来主要包括认同的概念界定与理解、认同的层次和类型、认同的特点等。

1）认同的概念界定与理解

在研究领域内，Freud 最早提出“认同（Identity）”这一概念。他将认同“看作是一个心理过程，是个人向另一个人或团体的价值、规范与面貌去模仿、内化并形成自己的行为模式的过程，认同是个体与他人有情感联系的原初形式”。此外，在后续研究中，有人曾分别从哲学、心理学、政治学以及社会学角度来讨论“认同”概念，并认为认同是某一或某些社会成员在社会互动过程中，通过对“自我”与“他者”的区分，自认为或被认为属于某个特定社会群体的同一性和归属感[15]，也有研究在梳理了众多文献的基础上从心理学和社会学角度来尝试理解“认同”[16]。如在心理学方面，“认同”是一个用来表示主体性、归属感的概念，它是维系人格与社会及文化之间互动的内在力量；在社会学方面，“认同”是一种同化与内化的社会心理过程，它是将他人或群体的价值、标准、期望与社会角色，内化于个人的行为和自我概念之中。

另外，为了更好地理解“认同”，国内学者李素华[17]从词源角度予以分析，指出“Identity”一词起源于拉丁文“idem”，有相同之义；在英文中既包括客观的一些相似或相同特性，又包括心理认知或活动上的一致性。而在古汉语中，“认”有 3 种含义，分别是：认识、辨明；认为、当作；承认。“同”亦作 3 种意思解释：相同；共同；干预、参与。在现代汉语中，“认”作为多义字包含 4 种意思：认识、分辨；没有关系而建立某关系；同意、承认；认吃亏。而“同”的含义有 3 种：同样、一样；跟……相同；共同、一起。总体而言，基于以往研究对认同概念的界定与探讨，可以明确的是，“认同”应包含“认识辨明、同意承认、共同参与”。这一理解也为在本书后续研究中明确“中医药文化认同”的操作化定义，梳理和分析对应的维度及构念奠定了一定理论基础。

2）认同的层次和类型

随着人们对“认同”问题研究的深入，更多的社会学家、心理学家从各自角度展开对“认同”的研究，渐渐地形成了与认同相关的理论分野，从而延伸出不同层次和类型的认同概念。以 Cooley 和 Mead 等人的早期系列研究为代表，以符号互动论为基础的认同理论（Identity Theory）最先形成。该理论进一步发展了符号互动论倡导的“自我（Self）”概念，也充分反映出美国微观社会学对微观“角色（Role）”的普遍关注。20 世纪 70 年代中后期，以欧洲社会心理学派为代表的社会认同理论（Social Identity Theory）开始形成，其代表人物 Tajfel[18] 和 Turner[19] 通过最简群体实验范式（Minimal-group Paradigm）的提出以及自我分类理论（Self-categorization Theory）的发展，为社会认同理论作出了重要贡献。较认同理论而言，社会认同理论呈现出与个体主义的美国社会心理学不同的理论视角，而更多地表现出对“宏观社会”的关注。由此，认同便常被作为两个层次来看待，即“个体认同”（自我认同）和“社会认同”。实际上，Tajfel 和 Turner 在他们的研究中也对个体认同和社会认同做出过区分。社会学家 Mol[20] 也曾指出，认同包括个人层次和社会层次。在个人层次方面，“认同是一个人在混沌环境中所占据的稳固方位”；在社会层次方面，“认同是一个基本的及普遍拥有的信仰、模范及价值的综合”。国内王成兵[21]在论述对当代认同概念的理解时，认为所谓认同即是以“我”为圆点去看待他者，其中包括纵、横两个向度，纵向而言涉及“主我（I）”与“客我（Me）”关系，横向而言涉及“主我”与“非我”关系，前者与自我认同对应，后者则与社会（群体）认同对应。他认为，自我认同是个人依据其经历所形成的、作为反思性理解的自我，属一种内在性认同；而社会（群体）认同是人在劳动中形成的，在特定的社区中对该社区的特定的价值，文化和信念的共同或者本质上接近的态度。

虽然认同理论和社会认同理论均强调作为社会建构的“自我”的社会属性，且都认为正是这个“自我”分化成了属于特定实践活动的多重认同，但在关于认同的多重性即认同类型方面，目前还未形成一个较为统一的认识。心理学家 Erikson[22] 认为，认同包括种族认同、民族认同、宗教认同、集团认同、文化认同等。国内同样有研究展开过关于认同类型的讨论，指出认同包括基于地缘关系的地域认同、基于文化特征的宗教认同、基于血缘关系的宗族认同、源于政治归属的国家认同[15]。有学者认为，认同可以是国家认同、政治认同、文化认同、民族认同，还可以是组织认同、社会认同和自我认同[23][24]。方文[25]也曾在其研究中将认同分为元认同、文化/族群认同、宗教认同、国家认同。

基于多重认同或认同的多重性，学者们后续又具体开展了关于不同类型的认同研究，其中文化认同、民族认同、国家认同均为重点研究对象。许多欧洲社会心理学家甚至通过运用社会认同理论来分析和解释欧洲一体化进程中国家、民族、语言、宗教等方面的心理认同问题[26][27]。国内也有很多研究者指出，民族认同和文化认同是社会认同中的重要组成部分。

因此，通过对过往研究的梳理，认同从总体上应分为个体认同和社会认同两个层次，同时认同又包括多种类型，即国家认同、民族认同、宗教认同、文化认同、组织认同。由于这些认同并不仅停留在对“微观角色”层面，而是表现出更多的对“宏观社会”的关注，故它们应归为社会认同层次。因此，本书的后续研究主要是在社会认同理论框架下展开对中医药文化认同问题的分析。

3）认同的特点

国外学者 Morley 和 Robins 在分析认同概念时指出，认同涉及排斥和包含，而差异性是认同的重要特征[28]。国内有研究[15]在从多角度分析认同概念的基础上归纳了认同的多项特征：

①互动性，即认同须通过主体对“我群”和“他群”加以区分才能产生。

②归属性，即认同强调主体对其所属社会群体的情感态度及行为倾向的一致。

③动态性，即认同是一个过程，随着场景的不同不断变化，从而指向的具体内容也会不同。同样地，在张向东的研究[29]中，认同被认为是同时揭示了“相似”与“差别”，一个人的前后同一性或一个群体的成员之间的相似性，同时也构成与他人或他群的差别。

李素华在其研究[17]中指出，认同是复杂的社会过程的结果，个人认同和集体认同都是在复杂的社会语境中建构的；人处于政体之中，制度的变迁会改变个人和集体的政治文化认同；理解和解释认同问题需要考虑这些复杂现象。认同是在社会过程中建构的，认同随着社会制度、利益的改变可以得到重塑。比如，从个人领域来看，认同是家庭、住所、社区中人们之间的权力关系的产物；在公共领域，认同体现集团之间的权力关系，认同可以理解为记忆和当下之间的动态平衡。由于社会生活的极端复杂性，多种认同集于一身是可能的。因此，认同概念具有 3 个基本特点：社会性、可共存性和可塑造性。关于这一点，McGuigan 认为“认同”“群体”和“民族”在一定程度上总是想象中的自我建构。在后现代环境下，它们被顺理成章地放在全球化文化相关的关系上来处置。认同是不断变化的。未来的趋向是，随着经济和文化风貌的跨国化的发展，它们可能日益侵蚀这些认同，不管是更好还是更坏[30]。Giddens[31]和 Martin[32]也早已在他们各自的研究中提出了认同的可塑性，强调了认同和文化有着紧密的联系。

1.1.2 关于文化认同的研究

1）关于文化认同内涵的研究

目前，现有研究在对文化认同的理解和界定上并没有形成一致的看法，其往往与民族认同、国家认同等概念紧密联系。概括而言，国外研究表现为对文化认同的两种理解：一种侧重于文化认同的社会层面，如 Phinney[33]认为文化认同是个体对特定民族或特定国家的归属感及心理承诺，Padilla 等[34]指出文化认同是个体与文化环境相互作用的结果；另一种侧重于文化认同的个体层面，强调文化认同是处于某文化群体中的个体对自我知觉和自我定义的反映[35]。国内学者一般认为，文化认同是指个体或群体将某一文化系统（信仰、价值观、规范、习俗等）内在于自身心理和人格结构中，并自觉地以此系统为标准来评价事物、规范行为的过程[36]。而赵菁在其研究[37]中指出，文化认同是指个体对一个群体或文化身份的认同感，或个体受其所属的群体及文化的影响，而对该群体或文化的认可或赞同。值得一提的是，陆玉林在一项研究[38]中将文化认同分为事实性文化认同和建构性文化认同两个层面，认为不同于事实性文化认同关注对既存的文化模式和价值观念的态度，建构性文化认同侧重的是在现实交往中建构起来的文化认同，它可能是对某种普遍原则和观念的接受，也可能是创造某种新的观念、新的精神；同时，强调作为两种主要文化模式的传统文化和西方文化是事实性文化认同的对象。钟星星[39]则将文化认同直接界定为个体对文化的认可和接受，并强调不同语境的文化所对应的认同概念是不同的，那么文化认同的指向就有所不同，主要包括3种情况：一是，把文化看作人类文明成果的总和，亦即文化是人类在社会历史发展过程中所创造的物质财富和精神财富的总和。此种语境下的文化认同指的是人类与自然的关系，体现的是对凝结在人类活动产品中的人类精神的思考。二是，把文化等同于体现一定阶级的阶级意识。在这一层面上，文化体现了国家的意识形态，指的是与一定社会的经济和政治直接相联系的观念、观点、概念的总和，包括政治法律思想、道德、文学艺术、宗教、哲学等意识形态，反映了特定阶级的阶级意识形式。在此意义上，文化认同与国家认同及民族认同联系紧密。三是，把文化看作排除人类物质创造活动及物质产品之外的人类精神产品，即把文化看作包括知识、科学技术、制度规范、风俗习惯、道德情操、审美旨趣、艺术、信仰、宗教等。在这一维度上，文化是人类社会精神活动的产物，既不同于文明那么广泛，也不同于意识形态那么狭隘，包含了人类特有的精神，也指向了人类社会的价值取向。如此一来，此类文化是一定群体创造的文化模式，这种文化模式体现了该群体的特点、价值和存在意义。这种意义的文化认同，则更多地体现人对社会精神活动沉淀下来的固定文化模式的认可和接受。该观点与陆玉林研究[38]中所提及的事实性文化认同较为一致。另外，还有一类定义和理解较偏向于心理学领域，且这类定义更多地出现在民族文化认同的研究中，首先强调"认同"概念与态度、价值观等有密切联系[23][24]，而态度则包括认知、情感、行动或行为意向[40]。接着，据此认为文化认同隶属个体的价值系统，可以通过态度心理结构展现，具体指个体基于不同文化的接触和实践，以自己选择的标准对各种文化事项作出的认知判断、情感依附、行为选择和调整倾向[36][41]。总体而言，这类定义具有一定操作意义，为相应的调查研究、实验操作和定量分析奠定了较好的理论基础。

关于文化认同的特征，Belay[42]认为文化认同具有时间性、空间性、对照性、互动性和多样性五大特性；与此同时，Collier[43]则更为详尽地归纳分析了文化认同的七大特质，它们包括：文化认同是一个自我宣称的认知；它建立在个人的与社群的联结关系形式之上；它浮现在人们互动信息的内容与关系层面；它经由符号与规范来表达；它经由认知、情感与行为的表现；它在不同情境下显现出不同的变异程度；它既持久又具有高度动态性。基于认同的复杂性和文化的社会属性，国内研究[24][27][38]普遍强调文化认同具有多维性和可变性特征。事实上，以上关于文化认同的特征概括几乎延续了以往对认同的特征分析，使得在进行文化认同的相关研究时必须充分关注"差异性"，关注具体研究情境下的"同"和"不同"这对关系；同时，还必须关注除文化认同的事实性特征外的建构性特征。正如陆玉林在其研究[38]中所指出的，全球化背景下，现代意义的事实性文化认同亦具有构建性因素。

2）文化认同的结构与测量研究

随着文化认同理论研究的深入，许多研究者不断尝试解析文化认同的结构，并以此为基础开发设计了相应的测量工具。此类研究较多出现于民族认同领域的研究之中。例如，Suinn 等[44]在利用文化适应理论研究亚裔美国人的文化认同时，设计了一个包含 21 个测项的 SL-ASIA 量表，用以测量认知、行为和态度。随后，Phinney 在其研究[45]中设计开发了 MEIM 量表。该量表也一直被许多其他后续研究直接或间接引用。MEIM 量表共包括 20 个测项，其中用 14 个主要测项的加总均值来测量文化认同水平，5 个测量 Affirmation and Belonging（肯定），7 个测量 Ethnic Identity Achievement（实现），2 个测量 Ethnic Behaviors（行为）。后来，Phinney 和 Ong[46]又在前期研究的基础上一起开发了 MEIM-R 量表。该量表更加简洁，仅用 6 个测项考察文化认同的两个维度，分别为 Exploration（探索）和 Commitment（情感承诺），但又指出该量表中未予以考虑的 Behaviors/Practice（实践行动）、Values/Beliefs（价值信念）、Attitude（外显态度）可以根据具体研究情境进行考察，从而用以测量文化认同。此外，Umaña-Taylor 等人[47]在社会认同理论视角下也开发了一个包含 17 个测项的 EIS 量表。在该研究中，文化认同同样被解析为 Exploration（探求）、Resolution（认定）、Affirmation（情感）3 个维度，并分别用 7 个、4 个和 6 个测项进行测量。

国内关于文化认同结构和测量的研究较少，尤其是缺乏具备较高信度和效度的量表设计和开发；部分涉及文化认同变量测量的研究多是直接采用 MEIM 量表，或仅以 MEIM 量表为基础稍作简单调整。而在少数涉及文化认同结构的研究中，王沛[41]分析了民族文化认同的测评维度及内涵，具体维度包括文化符号认同、文化身份认同和价值文化认同。其中，文化符号认同是从意义化实践活动出发，测量人们对不同文化背景的实践过程及其成果的物质形式、语言文字、生活事项等表意符号的态度倾向。文化身份认同则是从社会互动和社会关系层面，观测人们对不同文化群体的态度、评价、归属倾向和情感依附。而价值文化认同考察的是在自我意识方面，即人们对特定文化群体的社会规范和文化价值观念的接纳程度。关于这样的结构解析，在陆玉林的研究[38]中也有所体现，他指出文化认同至少可以区分为国家和民族、小群体以及个体 3 个层面，与其对应的是历史的、社会的和心理的 3 个不同维度。

钟星星[39]根据文化认同的程度将文化认同分为3个层次，分别是文化形式的认同、文化规范的认同及文化价值的认同。文化形式的认同是文化认同的表现层，指的是人们对文化的物质表现形式方面的认同，通常是通过某种物质产品和象征物作为标志来表示自己的文化认同。例如，服饰文化、饮食文化、建筑文化、工业文化、技术文化等，都是文化的日常表现形式。人们在日常生活实践中接触最多的就是这些形式文化。文化规范的认同是文化认同的保护层，指的是对长期以来形成固定规范的文化的认同，对规范的认可往往就是把自身变成这种规范，而规范的最大特点就是约束性，因此文化的制度认同就是约束各种不符合规范的文化认同，使整个文化认同按照规范运行。文化认同的轴心层就是文化价值的认同，包括对文化的价值取向、审美观念、理想信念等方面的认同。

其中，文化的形式认同与社会实践联系最为紧密，是社会环境变化的显示器。文化的形式认同也对文化的制度认同与文化的核心认同产生着一定的影响。具体而言，文化形式的认同体现了深层的文化认同，同时人们深层的文化认同必须通过各种对文化形式的认同表现出来，体现为人们日常的生活生产实践中对一些物质文化的接受和认可。没有对文化形式的认同，就难以确定人们的核心文化认同到底是什么。因此，文化形式的认同具有双重作用，一方面，体现了文化核心认同的影响，不断实践着文化的核心认同；另一方面，又给文化核心认同带来大量的现实素材，不断冲击着人们文化认同的核心层。国内这些关于文化认同结构的讨论也为开发设计中国具体研究情境下的文化认同量表奠定了一定的理论基础。

3）文化认同的影响因素研究

国内外关于文化认同的影响因素研究结论较为一致，认为文化认同一方面受到自然、个体生理和心理条件的影响，另一方面又受到社会文化因素的影响。其中，包括语言、文化遗产、价值观念体系、大众传媒等诸多因素在内的社会文化机制是文化认同建构最主要的资源。对此，有研究[48]指出，文化认同的建构资源不是一成不变的，在人类社会历史发展的不同时期和不同的社会情境中，文化认同的建构往往是以一种或几种资源为主。例如，如果将人类社会概略地划分为前现代社会、现代社会和后现代社会3个阶段，在前现代社会（原始社会和传统农业文明社会），家庭是文化认同建构的基本单元，血缘关系、宗教观念或宗教信仰则是维系文化认同的主要因素。进入现代社会，民族国家成了文化认同建构的主要资源。而在以信息传播技术进步为表征之一的后现代社会，信息传播技术进步的产物——大众传媒上升为文化认同建构的重要资源。同时，从考察上述4类文化认同建构资源在特定历史时期于文化认同建构中发挥的作用或其功能的稳定性及易变性来看，自然条件资源呈现出一定的稳定性，因而成为文化认同建构相对稳固的基础。生理机制和心理机制较自然条件在微观上（如具体到某个群体或个体）表现出随情境而变化的易变性。但是，从宏观上或一般意义上讲，它们则表现出了一定的惰性，呈现出人类总体的某种共性和规律性。社会文化机制包括语言、文化遗产、价值观念体系、大众传媒等不同要素，其中，语言和文化遗产在一定的历史时期内表现出相对的稳定性，而价值观念体系和大众传媒却表现出较大的变化性。由于社会发展和媒介技术进步的推动，大众传媒的发展日新月异，不断改变和重塑着社会的媒介环境。在一项关于中国青年文化认同问题的研究中，陆玉林[38]首先将文化认同区分为事实性文化认同和建构性文化认同，然后以此为基础指出，文化认同一方面受到诸如家庭背景、职业、身份、地域、阶层等结构性因素的影响；另一方面，也受到非结构性因素的影响，如个体品位和消费方式等。而在其他多数研究中，研究者们普遍认为文化认同是文化主体的自然品格、历史叙事、媒介表征等因素共同作用的结果。它既源于地域、种族、血缘等自然生理条件，又受到语言、价值观念体系、物质遗产、大众媒介等复杂的社会文化机制的影响[49][50]。在前述诸多影响因素中，大众媒介近年来逐渐得到学者们更多的关注和研究。在这类研究中，大众媒介被认为是文化认同重要的建构资源[48]。熊慧[51]将全球媒介传播同社会转型并列为文化认同问题研究的同步语境，认为大众媒介影响了主体对文化变迁的深广度的理解与评估，加速了新型文化认同的生成和扩散。而石义彬等[52]更是认为在当代社会背景下，已然成为一种仪式的大众媒介，正通过媒介符号权力的运作过程与机制，影响个体或群体文化认同的建构和维系。其运作过程和机制如下：

首先，大众媒介作为社会信息源，能够通过各种文化符号、话语、形象和解释框架等赋予现代人共同的意义和历史，给他们提供建构文化认同的素材。大众媒介传递的文化认同内容具有公开性和公共性的特点，它针对大范围的受众传播，并提供解释框架。这实则是供给了“统一版本”的文本和文本解读方式，能够赋予现代人共同的意义和历史，是现代人建构文化认同必不可少的素材来源。

其次，大众媒介机构作为社会文化机构和文化再生产机构，能够通过转化既有仪式和创造、传播、强化新的文化礼节和仪式等方式重组现代人的日常生活，给他们提供建构文化认同的象征资源和文化资源。大众媒介能够将诸如奥运会开幕式、国庆阅兵式等既有的仪式纳入自身的传播体系，将之转化为“媒介仪式”。它也可以设计、生产与传播新的媒介仪式，吸引受众参与进来，营造“共同在场”的感觉，加强群体内部纽带相连的感觉。这为现代人建构文化认同提供了重要的象征资源和文化资源。同时，在这些媒介仪式中，大众媒介还可以集中地再现和建构文化认同。

最后，大众媒介获得了建构现代人文化认同广阔的空间。随着人类社会向“媒介化”社会转化，大众媒介对社会的渗透日益加强。在文化认同建构中，虽然尚没有实证数据表明大众媒介的发展导致了其他建构资源建构文化认同的作用受到限制，但是，大众媒介作用的扩张态势显而易见。此外，也有部分研究进一步观照了新媒体传播因素对文化认同的影响，尤其在关于青年群体和大学生文化认同的相关研究中表现更为突出。这类研究普遍认为在全球化背景下，新媒体通过对时空的压缩以及所制造的全球互动影响了文化认同的构建与重构。杨建义[53]从新媒体作为传播媒介、文化方式、生活方式 3 个方面分析了其对大学生文化认同的影响和具体表现。冉华和邓倩[54]则在借鉴社会认同理论并参考 MEIM 量表的基础上，实证研究互联网的使用对大学生中华文化认同的影响，研究发现互联网使用对大学生中华文化认同存在显著影响，具体表现为大学生对互联网的依赖度、使用时间和频次均与中华文化认同水平正相关。与此同时，也有学者在有关新媒体对文化认同的影响作用方面持谨慎态度，指出新媒体既能有效地组织和强化既存的文化认同，同时也可能消解和改变文化认同，其对文化认同的影响作用表现为双面性，因而不能片面地放大积极影响面[55]。国内袁瑾[56]认为，由于网络传播的优势在于亚文化，故在建构和提升某种具有规模性的核心文化认同的过程中，网络媒介更适合作为一种主流媒体的重要补充。朱国庆[57]则更进一步以新媒介环境为背景，通过分析新兴电子媒介的特点及其对建构文化认同的作用，强调借助新媒体建构的文化认同不应仅停留于事实性文化认同层面，而应该更多地关注新媒体是否能够对建构性文化认同的形塑产生影响。实际上，在如何对待媒介和文化认同的关系方面，金玉萍[58]曾在研究中指出，由于认同是建构的，其具有多重性和选择性，并随着时间和社会语境的变化而变化，因而凡是关于媒介与文化认同的研究必须放置在具体的社会语境中，并防止用固定化、模式化的思维研究媒介对文化认同的影响；在研究过程中，既要关注被研究群体的特征和社会语境，也要关注认同的不同层次性问题。

1.1.3 关于中医药文化认同的研究

随着文化认同问题研究的深入，其研究背景和具体语境也经历了相应的发展和演变。早期关于文化认同的讨论主要表现在民族文化认同领域的研究中，其中民族一般作两种意思理解：一种是民族国家，另一种是族群，即人种学意义上的某个具体“民族”。国外研究主要集中于后者，早期进行了大量的关于少数族群、移民及其后裔的文化认同问题研究。由于全球化、区域一体化及难民问题的存在，国外学者对族群文化认同的研究延续至今。而国内对文化认同问题的研究基本上与我国改革开放、全球化进程、社会转型以及优秀传统文化复兴步调一致，先后展开了关于海外华人的文化认同研究、地方族群文化认同研究、国家认同或当代主流文化认同研究、传统文化与现代文化认同研究、中华文化与西方文化认同研究等。特别是近 10 年涌现出了较丰富的研究主题，如青少年群体的文化认同研究、企业文化认同研究以及民族传统文化认同研究等，其中关于中医药文化认同的研究也逐渐受到关注。

相较于文化认同理论研究，目前的中医药文化认同研究尚不系统，相关研究成果主要限于国内学界且数量较少。归纳起来，现有研究主要围绕以下 4 个方面展开，分别是中医药文化认同危机产生的背景及原因、中医药文化认同的作用、中医药文化认同的测量调查及现状分析、中医药文化认同构建和提升的对策。

1）中医药文化认同危机产生的背景及原因

在关于中医药文化认同危机产生的背景方面，目前研究一致认为中医药文化深植于中华民族传统文化中，也由此认为中医药文化认同的危机是伴随近代中国社会的民族文化认同危机而产生的。例如，陈逸明等[59]在其研究中从文化认同视角观照和探讨了关于中医的废存之争，并指出传统文化在近百年来所遭遇的认同危机，也正是中医坎坷命运的注脚。

中医药文化是中国传统文化中涉及生命、疾病、健康等内容的文化体系，中医从基本概念到理论、方法，从思维方式到治疗手段都带着中国传统文化的烙印。在西学东渐以前，中国传统文化占据优势统治地位，国人对中医药文化认同度很高。这种较高的认同度反过来又为中医的长足发展提供了极好的社会文化环境，二者之间形成了相互促进、支持的良性循环。随着西方科学的传入，以及整个社会思潮倾向于推崇西方文化，中国传统知识体系的地位受到动摇，中国传统文化受到批判与抨击，脱胎于中国传统文化、与传统文化思想关系极为密切的中医药文化也遭遇了文化认同的困境[14]。

中国人的文化认同危机，最早可追溯到 1840 年的鸦片战争时期。在西方列强船坚炮利的攻击下，中国人被迫睁开眼睛看世界，人们开始从不同层面对中西社会进行反思。从最初的“师夷长技”的洋务运动，到后来的“戊戌变法”、辛亥革命的制度变革，再到后来的新文化运动，无不暴露出在西方列强的入侵面前，传统文化的软弱无力。于是，中华民族赖以生存的根基遭到质疑，传统儒家的价值体系遭到否定、怀疑和批判。传统文化在民众心中出现了无法弥补的裂痕，中国人的民族文化认同危机也随之出现。自此以后，一批又一批有识之士为重构中华民族的文化认同进行了艰苦的探索，“民族本位”与“全盘西化”成为贯穿近现代中国思想史的主题，折射出中国人在建立民族认同和文化认同时所面对的巨大困惑。

再看中医学的近代命运，也面临了激烈的质疑和否定。国学大师俞越先生在1879年提出“废医论”的主张，喊出中医走向衰落的第一声，由于当时“中体西用”方针还有市场，并未引起什么响应。但进入20世纪，否定传统文化成为大潮，中医也在劫难逃。启蒙思想家严复于1905年指责中医“立根于臆造”，启动了连续数十年批判中医的思潮。次年便发生北洋政府“教育系统漏列中医案”，紧接着便是五四精英们异口同声地口诛笔伐，从此“否定中医”在近半个世纪中成为新文化运动的一个组成部分，不仅直接影响民众对两种医学的认知和选择，而且从学理批判转变为社会舆论，进而转变为政府意志，终于演变为前后三次试图废除中医的行动，尽管均未得逞，也足以看出中医处境之危殆[60]。

中医面对西方先进的医疗技术和仪器设备时，“科学”仿佛成了中医的一道“枷锁”，他们试图通过现代科技、现代医学的角度去审视、诠释、探讨中医。为谋求中医的发展，学者们在摸索中提出了中西医解构重建的“中西医结合”“医学一元化”“中医药现代化”等发展设想，甚至期望通过基因、蛋白组学等现代化的实验手段使中医学直观化。这种实验研究在某种程度上验证了中医学的科学性，但这与中医学的认知方法、研究方法完全不同，背离了中医的理论内核。面对这种文化和思维方式的差异，不断有学者质疑和反思，传统文化环境的破碎、中医认同度的降低是直接导致中医学的落寞和边缘化的原因，因而引发了近年来中医界对传统文化、中医药文化研究的热潮[9]。

关于中医药文化认同危机产生的原因，李春燕[11]主要从西方文化中心论、科学主义及其本土化、现代消费主义文化3个方面分析了中医药文化认同危机的文化思潮根源。乔宁宁[14]则基于传播视角从传播语境、传播主体和传播受众3个方面剖析了中医药文化认同困境产生的原因。著名中医文化专家张其成教授也曾指出，目前中医在发展过程中遇到的种种问题，究其根本是文化认同的问题[61]。其中，最值得警惕的是“用医学自身名义取消中医，即中医自身取消中医”。中医本身自有一套理论构造与历史传承，然而时至今日，中医在为自己的生存寻找依据时，却“忘掉”了自己的话语，丧失了自我主体地位。由此可见，乔宁宁、张其成等人都非常关切中医药文化自觉的重要性，认为中医药文化主体缺乏自我定位、自我识别和自我认同。这种“文化自觉缺位”在很大程度上引发了中医药文化认同危机的产生。此后，张宗明在其研究[8]中补充指出，除了中国传统文化的失落、唯科学主义思潮的盛行以外，医疗市场化的冲击、中医教育的西化也导致了中医药文化基因变异，从而使其维护中医药文化认同的功能有所削弱。总体而言，学者们在对中医药文化认同危机产生原因的认识上较为一致，在此，可以将这些归纳为危机产生的内因和外因。其中，外因主要包括西学东渐、以科学主义和消费主义为代表的西方文化盛行，以及受众的价值观变化等；而内因则主要指中医药文化主体的“文化自觉缺位”，表现为中医药文化自我识别模糊、自我定位摇摆、自我认同缺乏。

2）中医药文化认同的作用

现有研究普遍认为，培养和增强公众对中医药文化的认同，是中医药事业能够持续健康发展的重要保障，“国人只有在文化上认同中医药，才能在实际行动中支持中医药发展，中医药才能获得更广阔的未来”[62]。另外，有研究[63][7]认为中医药学所肩负的已不仅仅是医学的本职，同时，还承担着中国传统文化的薪火传递。特别是，中医学作为中国传统文化的优秀组成部分，是特色鲜明、极具开发潜力的中国元素，是营造民族文化认同的优秀载体。首先，中医学属于生态医学模式，其与生物－心理－社会这一现代整体医学模式在基本点上是相通的，这是其国际化的一个基础。其次，中医这门在东方传统文化的自然观和方法论基础上的实用技能，如今得到了世界各国越来越广泛的关注和欢迎。它的神奇疗效和中药产业已经在国际市场创造了丰厚的经济回报。最后，中医学对传播和推广优秀的中华文化具有重要的作用。其以人为本、天人合一、调和致中、大医精诚等倡导绿色、环保、和谐的核心理念对解决人类遇到的发展难题也有很多启发[9]。周铮[64]则进一步概括了增强中医药文化认同能够确保我国传统文化主权和安全，提升国家软实力以及扩大国家影响力，也能为社会主义核心价值体系提供传统文化素材和支撑。而邓翠荣[65]甚至从 4 个方面分析了通过中医药文化认同的培育是如何推动我国文化领域统战工作开展的。总体上，目前研究普遍认可并强调中医药文化认同在多领域中的积极作用。

3）中医药文化认同的测量、调查及现状分析

与单纯运用文献研究方法不同的是，部分研究者开始尝试利用调查和统计分析方法来对中医药文化认同水平实施测量，借此揭示我国民众对中医药文化的认同程度及其影响因素。例如，罗中华在一项研究[12]中，以甘肃省 18 个地市各级综合医疗机构在职医生为总体，通过随机抽样发放并回收了 471 份有效问卷，结果发现甘肃省医生对中医药的认同水平较高，在对比了 2007 年的数据后发现这一认同水平也有所提升。另外，该研究还进一步发现甘肃省医生对中医药的认同水平存在个体差异，具体在年龄、职称、学历、医疗机构类型及地区分布方面存在明显差异。王雷等[66]、郑晓红等[67]则以一个更大的样本规模为基础，通过问卷调查和数据分析考察了大众对中医药文化核心价值的认知和认同。其中，郑晓红的研究发现民众对中医药文化核心价值的认同度总体较低，且与年龄、性别、受教育程度、职业及所在地区相关，具体表现为：年龄越大越认同、女性更认同、受教育程度越高越认同、医务工作者更认同、城镇居民认同度更高。而王雷则发现中医药文化核心价值的认知程度和年龄并不显著相关，没有表现出明显差异，而在学历、职业方面呈现出了差异。随后，两人也都分别根据各自的发现和结论作出相应讨论和对策分析。

尽管目前上述类型的文献数量不多，但却为中医药文化认同的理论研究开辟了不同的视角和思路，丰富了中医药文化认同理论的框架和内容。同时，目前此类研究的确也存在一个不容回避的问题，即研究中测量工作所依托的量表是否可靠？例如，罗中华在研究中主要通过德尔菲法形成问卷中的问项，使问卷的内容效度得到一定保证，但却忽略了其他的效度问题（如建构效度、区分效度、准则效度等）以及信度问题。而王雷等和郑晓红等的研究采用的是同样一个大样本，问卷的调查问项也相同，但在某些方面却得到不同的发现和结论，这在一定程度上或许也反映了量表的信度问题。

4）中医药文化认同的构建和提升的对策

相对而言，多数学者在各自研究中都展开了关于如何构建和提升中医药文化认同的探讨。部分研究者从教育角度展开讨论，如黄梅、沈济人[68]及颜涛等[69]分析了如何改进中医药文化教育工作来营造良好的中医药文化氛围，通过构建多层次的青少年中医药文化教育体系，广泛开展中医药思想教育和中医药文化传播，形成并不断完善青少年中医药文化教育课程体系，从而实现宣传、普及中医药文化知识，帮助青少年树立科学的生命观、健康观，引导青少年全面了解和认识中医药文化内涵与文化体系，以提升青少年对中医药文化的认同。而另有部分研究则从跨文化认同角度进行分析，如李春燕[10][11]强调在文化全球化背景下要通过“发掘、重构、输出”的三步走策略提高世界对中医药文化的认同。首先，在文化全球化背景下，利用文化多元化的时代背景积极发掘出中医药文化中的优势，对中医药文化的特色进行批判性认同，在同各种外来文化的交流中，正视外来文化的冲击，正视外来文化的优点。其次，在理解、宽容外来文化的基础上重构中医药文化，使中医药文化与时代的要求、社会的要求、全球化的要求相适应。最后，积极输出中医药文化，在更大范围内构建和提升中医药文化认同，使中医药文化成为世界文化体系中重要的一份文化资源。研究中还指出，提高中医药文化认同水平的前提是要加强中医药文化自觉；基本保障则是要完成在继承中实现中医药文化创新；必要手段是要争取在和“他者”文化的协调中提升中医药文化的张力。周铮[64]也从3个方面总结了促进中医药跨文化认同的策略思路，强调首先要明确和保持中医药文化本真性，以此为基础在多元文化交融的过程中输送自身合理、优异的特质，如独特的认知方式、思维角度及融洽的伦理关系等。在这些对策探讨中，“文化自觉”“文化本真性”，以及“输出”“输送”均被提及，对此后续研究也大多是在观照到这一点的基础上继续展开关于解决中医药文化认同问题的策略讨论。张宗明[8]在分析总结了中医药文化基因的内容之后，强调要通过传承与传播中医药文化基因来培养中医学子的文化自信、提高中医工作者的文化自觉、提升民众的中医药文化认知度和认同感，从而化解目前的中医药文化认同危机。而乔宁宁[14]则将“Culture Identity”理解为文化身份，讨论了中医药文化身份的建构及其在跨文化传播中的价值适应问题，认为中医药文化在异域文化圈中的身份建构与确立，可以尝试将西医对中医的文化认同转变为中医在西医文化语境中的价值适应，实现从异域文化这面“镜像”中寻找自我的认同并予以强化。以此为基础，在中医药跨文化传播中，首先，尽可能选择可以反映、折射具有通俗价值的美、和谐、生态、仁爱、平等的角度来向世界阐释自我。其次，面对媒介或公众对中医药文化的负面评价及存在的问题，不能回避也不能粉饰，而应以客观且积极改进的姿态去言说和表述。在文化多元化的时代背景下，结合多种文化的优秀成果来发展中医，积极发掘中医药文化的比较优势，促进中医药文化在全球范围内取得更多的理解与认同。

综上所述，随着近年来中医药文化认同问题日益受到关注，相关研究逐年增加，根据目前的研究进展，中医药文化认同领域的研究可以尝试从以下 4 个方面加强和突破：

首先，厘清和明确中医药文化认同的概念。突破对中医药文化内核价值的单一讨论，对中医药文化认同的理解应尝试借鉴关于认同和文化认同的研究，在认同理论和社会认同理论框架下，确定中医药文化认同的层次和类型。根据前述文献梳理和理论回顾，从社会认同层次，并从民族认同、文化认同角度去考量及分析，将有助于加强对中医药文化认同概念的理解、明确其操作化定义，从而也有利于对中医药文化认同水平的规范测量。

其次，开发中医药文化认同量表，实现中医药文化认同水平的测量。针对目前中医药文化认同测量的规范性问题，借鉴文化认同内涵、结构及测量的相关研究，可以明确中医药文化认同这一构念的维度应包含对中医药文化的认知判断、情感依附、行为选择或调整倾向，而且该构念维度也与文化认同 SL-ASIA 量表、MEIM 量表、EIS 量表等较为一致。

这些都为开发和设计中医药文化认同测量量表提供了必要的理论基础，有助于调查了解民众对中医药文化的认同现状。

再次，进一步探究中医药文化认同的影响因素与机制。在目前研究集中对中医药文化认同危机根源做宏观层面分析的基础上，尝试结合关于文化认同影响因素的已有研究，从中观甚至微观层面探究有关变量对中医药文化认同的影响，如此也能为中医药文化认同构建和提升对策提供客观依据。这些因素将包括但不限于年龄、家庭背景、职业、个人价值观、历史叙事、媒介文化表征等。特别是在受众年轻化更迭的新时代背景下，新媒介以及媒介融合式的文化表征对中医药文化认同的动态性建构作用尤其值得关注和加强研究。

最后，在遵循文化认同的建构性特征的基础上，具体分析中医药文化认同的构建和提升对策。目前的研究视角相对单一，多数从跨文化传播角度探讨中医药文化认同提升对策，然而面对在国内年轻人，甚至中医药从业者中都出现了“轻蔑中医、不信中医、不用中医”的现象时，中医药文化认同的内部问题也不容忽视。未来研究应充分把握中医药文化认同的互动性、动态性及可塑性等特点，关注历史叙事、媒介文化表征，尤其是新媒体传播对提高青年群体中医药文化认同的积极作用，加强利用跨学科理论，如科学传播理论、文化表征理论和媒介融合理论等对新时代下中医药文化认同构建和提升的方法、方式和路径展开研究。

1.2 研究思路及创新点

1.2.1 研究思路与主要内容

1）中医药文化认同量表开发与设计

第一，构建中医药文化认同初始量表，形成项目池。主要通过文献回顾和专家访谈，借助扎根理论和编码技术构建初始量表的测量项目。在参考关于民族认同和文化认同量表的基础上，对中医药学、管理学、心理学领域专家访谈，同时组织对公众的个人访谈和集体访谈。根据扎根理论研究方法，对原始条目进行编码、归类。

第二，进行预调研，完成中医药文化认同量表提纯。在前述定性分析的基础上通过预调研，利用信度分析（Reliability Analysis）、探索性因子分析（Exploratory Factor Analysis，EFA）评估初始量表质量，提纯和修订问项条目，获取下一步正式调研的中医药文化认同量表。

第三，通过正式调研，完成中医药文化认同量表的结构分析与验证。根据关联效标选择原则和消费者文化理论（Consumer Culture Theory，CCT）[70]，在正式问卷形成时，增加关联效标及其测项。实施大样本正式调研，利用折半样本分别做探索性因子分析和验证性因子分析（Confirmatory Factor Analysis，CFA），检验量表的内容效度、建构效度（收敛效度和区分效度）及准则效度，完成中医药文化认同量表（TCMCIS）的开发。

2）中医药文化认同调查及影响因素分析

首先，通过文化认同相关理论的归纳和演绎，形成研究假设：青年群体中医药文化认同水平低于中老年群体中医药文化认同水平。采用随机抽样方式抽取样本，依靠第一阶段的研究成果——“中医药文化认同量表（TCMCIS）”设计调查问卷，利用问卷法、访谈法收集数据，使用方差分析法考察中医药文化认同水平的群体差异。

其次，通过文本分析进行传播理论相关文献回顾，形成研究假设：新媒体传播应用能提高青年群体对中医药文化的认同水平。采用实验方法，通过实验前后对照设计将青年被试样本随机分配到实验组和控制组，分别进行前测、处理和后测，整理分析数据，考察新媒体传播应用对青年群体中医药文化认同水平的影响作用。

最后，根据调查的情况和研究发现进一步分析中医药文化认同的影响因素。

3）中医药文化认同构建和提升的路径及方法

在前两阶段研究的基础上，首先采用 PEST 分析方法，从政策、经济、社会和技术 4 个方面梳理中医药文化认同构建和提升的现实背景，以确定新时代下中医药文化认同构建和提升所面临的问题、现状和未来趋势。

其次，结合科学传播理论与文化循环理论形成中医药文化认同构建和提升的框架及路径。

最后，在文化表征理论、媒介融合理论的基础上沿着此框架路径，具体分析新时代下中医药文化历史叙事、媒介表征以及媒介融合的策略和方法。

1.2.2 研究方法

1）文献研究法

检索国内外文献，梳理关于文化认同理论的研究现状，重点分析中医药文化认同研究的进展。通过文献研究法，完成文献综述、研究思路及方案设计、量表的辅助开发、理论演绎、研究假设形成以及对策讨论等。

2）调查法

（1）访谈法

访谈法主要运用于第一阶段研究。邀请中医药学、管理学、心理学领域的专家（15~20人）就中医药文化认同问题进行访谈；组织面向公众的个人访谈（18~25人）和集体访谈（5组，每组3~5人）。将收集到的条目通过扎根理论研究方法进行编码和归类，形成中医药文化认同初始量表。

（2）问卷调查法

问卷调查法运用于前两阶段研究。第一阶段中，借助问卷调查完成预调研和正式调研。首先，基于初始量表形成问卷，通过在线调查网站（如问卷星）实施问卷调查，回收数据，以便量表提纯。其次，依托提纯后的量表，组织实地问卷调查（样本规模约为700份），回收数据，以便进行量表的结构分析与验证。第二阶段中，为检验研究假设，了解中医药文化认同的现状及影响因素，实施调查（样本规模共约1 700份），回收数据，以检验各变量之间的关系及其相互作用。

3）实验法

实验法主要运用于第二阶段研究中假设的检验。随机选择被试对象约80名，采取实验法通过有控制组的实验前后对照设计，将样本随机分为实验组和控制组（各约40人）。因变量为中医药文化认同水平，采用TCMCIS量表（第一阶段研究成果）测量；自变量为应用新媒体接触中医药文化信息；干扰变量主要通过随机化、有控制组的前后测设计进行控制。

4）文本和数据的处理方法

（1）编码与归类法

在量表设计与开发阶段，根据扎根理论研究方法，对通过文献回顾及访谈形成的原始条目进行编码和归类。首先，由研究小组成员独立进行概念层次合并及归类，经综合讨论形成若干类别和条目；然后，以反向归类法进行复核校验，剔除不一致条目形成初始量表。

（2）统计学方法

采用描述性统计方法进行样本基本情况分析；借助因子分析法（探索性因子分析、验证性因子分析）完成量表的结构分析和验证；利用方差分析法对第二阶段研究中的各组进行组间数据对比，如青年群体与中老年群体、实验组和控制组的中医药文化认同水平对比，并利用路径分析法检验各变量之间的关系。

1.2.3 主要创新点

1）研究内容的创新

目前，相关研究大多采用定性研究，缺乏标准量表，对中医药文化认同现状的认识仅停留在经验和概念认知层面；同时，对中医药文化认同的关注角度也多从国外公众或机构对中医药文化的认同状况着手，主要以跨文化传播理论为基础分析相应策略。鉴于此，本研究将重点关注国内民众对中医药文化的认同现状，根据标准量表编制规范，首次开发中医药文化认同量表，依托量表调查测量中医药文化认同水平，分析中医药文化认同水平的影响因素、群体差异及作用机制，在科学传播理论框架下分析了中医药文化的历史叙事策略、媒介表征及媒介融合策略。因此，本书在内容上对深化和丰富目前中医药文化认同的研究有较强的理论意义，有一定创新性。

2）研究思路和方法的创新

突破以往文献研究和经验研究方法，本书结合质性研究和实证研究，在文本分析和专家访谈的基础上，借助扎根理论和编码技术，利用问卷调查和实验法进行一手资料收集，通过数据分析得出研究结果，并尝试将历史叙事理论和媒介文化表征理论相结合来研究中医药文化认同的构建和提升问题。

第2章

中医药文化认同量表的设计与开发

由于目前关于中医药文化认同量表方面可供直接参考的研究成果有限，本章将基于第1章的文献回顾与相应理论基础，运用定性和定量混合方法，设计和开发新时代下中医药文化认同测量量表。Giddings和Grant[71]指出，在研究涉及个体思维、情感等复杂内容时，混合方法学设计较单独应用某一种方法而言，可获得对结果更全面的理解及更高的研究可靠性。具体而言，量表开发部分设计了3个相互衔接的研究步骤。

步骤一：采取定性分析，通过个人与集体访谈，搜集表述中医药文化认同的陈述句；利用扎根理论和编码分析，挖掘中医药文化认同的概念特征，并与文献研究相结合，构建初始量表，形成项目池。

步骤二：采取定量分析，通过问卷进行预调研，利用信度分析、探索性因子分析评估初始量表质量，提纯和修订问项条目，获取正式调研用的中医药文化认同量表。

步骤三：采取定量分析，根据关联效标选择原则和消费者文化理论，在正式问卷形成时，增加购买意愿这一关联效标及其测项。实施大样本正式调研，利用折半样本分别做探索性因子分析和验证性因子分析，检验量表的内容效度、建构效度（收敛效度和区分效度）及准则效度，完成中医药文化认同量表（TCMCIS）的开发。

2.1 中医药文化认同初始量表构建

构建中医药文化认同初始量表的主要任务是形成项目池。项目池形成过程中遵循以下原则[72]：

①尽可能穷尽问项的不同表述方式，保证一定的冗余，以增强问项内部的一致性；

②项目池中的项目数量为最终量表项目的3倍左右；

③正面表述与负面表述结合使用；

④项目明确清晰、可读性好；

⑤使用反向分类剔除不适合的项目。

首先，通过文献分析参考已有相关量表，主要包括关于民族认同的EIS量表[47]、MEIM量表[45]、MEIM-R量表[46]以及关于文化认同的SL-ASIA量表[44]等；其次，实施专家访谈，邀请中医学、中药学、管理学、心理学领域的11位学者就中医药文化认同的问题进行访谈；此外，组织面向一般公众的个人访谈（18人）和集体访谈（5组，每组3~5人）。所有访谈事先仅设简单访谈提纲，典型问题有“谈到中医或中医药文化，您能想到什么？”“您认为中医药文化内容包括哪些？”“您能具体谈一谈哪种情况能代表对中医药文化的认同吗？”。采取半结构式面对面访谈并适当追问以了解细节，谈话内容征求受访对象同意后进行录音，随后将录音转化整理为文字材料，形成 71 个原始条目。

根据扎根理论研究方法，对原始条目进行编码和归类，以最大限度从定性资料中归纳构建关键的概念和范畴。首先，由研究小组成员独立进行逐级编码，经分析后形成 3 个类别 51 个条目，见表 2.1。接着，以反向归类进行复核校验，即先让评判者明确各类别及其含义，再请他们将各条目放入合适类别中。该工作具体由 3 名未参与前次归类的研究小组成员执行，比较各条目被分配到预想类别中的情况，其结果见表 2.2。剔除两人不一致和完全不一致情况下的 9 个条目，最终获得包括 42 个条目的中医药文化认同初始量表（详见附录）。

表 2.1　定性资料的逐级编码情况

核心式登录	关联式登录	开放式登录	原始陈述项目登录（部分）
中医药文化认同	对中医药文化的信念坚持	整体观、博大精深、标本兼治、源远流长、科学/非科学、标本兼治/疗效不稳、国粹	（1）中医药文化博大精深； （2）中医是国粹，是中华民族的瑰宝； （3）中医药文化源远流长； （4）中医标本兼治； （5）中医强调整体观； （6）我觉得中医不靠谱，大多强调经验，诊疗效果不稳定（R）； （7）中医诊疗便宜且有疗效； （8）中医药文化是联通中国和世界的重要桥梁； （9）中医是科学的 / 中医不算科学，大多强调经验（R）； （10）中医药文化代表着人与自然的和谐，符合自然规律
	对中医药文化的情绪指向	弘扬、传播、鼓励、传承、对已有益、扶持	（1）中医有必要弘扬并向国外传播推广； （2）政府应鼓励（基层）医疗机构优先选用中医给病人治病； （3）我们应该更加重视对中医药文化的继承和发展； （4）希望媒体中关于中医知识普及的节目越来越多，如健康之路、中华医药等； （5）我认为目前有必要传播和推广中医药文化； （6）中医专业在高校中设置是有必要的； （7）我认为了解和学习一些中医知识对自己的生活有很大帮助； （8）中医应该受到政府的重视和扶持； （9）如果能够选择，我愿意进入中医院校学习中医药专业； （10）应该多制作一些反映中医药文化的影视作品； （11）我为中医药文化感到自豪

续表

核心式登录	关联式登录	开放式登录	原始陈述项目登录（部分）
中医药文化认同	对中医药文化的行动倾向	就诊、购买、参加活动、学习、推荐、介绍、关注、宣扬	（1）如果可能的话，我会积极向别人介绍中医诊疗成功的案例； （2）如果生病了，我不排斥看中医 / 如患有慢性疾病，我会选择看中医； （3）我平时有通过各种途径来关注和了解中医食疗、中医养生知识； （4）在我了解了一些中医知识的情况下，我会主动向家人或朋友谈论并宣扬中医相关知识； （5）我会向他人推荐到中医医院就诊； （6）我愿意参加一些和中医相关的活动，如听中医讲座了解中医治则治法（三因制宜、调整阴阳、正治与反治）或学习针灸、推拿等基本知识； （7）我愿意购买中药类保健品； （8）无论患何病，我都不会首选中医（R）； （9）如有轻微不适，我会首先通过各种途径查阅中医书籍来尝试解决

注："R"表示负面表述。

表 2.2　反向归类情况

统计	三人完全一致	两人一致	两人不一致	三人完全不一致
个数	29	13	5	4
比例	57%	25%	10%	8%

2.2　中医药文化认同量表提纯

通过定性研究构建中医药文化认同初始量表后，再通过预调研，利用定量研究评估初始量表的质量，提纯和修订问项条目，以获得下一步正式调研的中医药文化认同量表。预调研于 2016 年 12 月通过在线调查网站进行，问卷采用中医药文化认同初始量表，共收回 211 份问卷，有效问卷 201 份。根据 Guadagnoli 和 Velicer[73] 以及 Rummel[74] 的相关研究，200 个观测样本满足本次预调研要求。

首先，信度分析结果显示：中医药文化认同初始量表的 Cronbach's α 值为 0.945，该量表的总体信度理想。进一步考察各问项的校正项目 – 量表相关系数（Corrected Item Total Correlation，CITC），CITC 值小于 0.5 的项目有 Q1（0.342）、Q7（0.136）、Q11（0.120）、Q12（0.470）、Q40（0.048）、Q41（0.057）、Q42（0.185）。先剔除 CITC 值较低的 Q7、Q11、Q40、Q41、Q42，对剩下的 37 个项目再做信度分析，结果显示：Cronbach's α

提高至 0.963，仅 Q1 的 CITC 值（0.338）低于 0.5，Q1 被剔除。接着对 36 个项目做信度分析，结果理想，此时量表的 Cronbach's α 值为 0.964，各项目的 CITC 值均大于 0.5。

其次，利用主成分法对余下的 36 个项目做因子分析，按特征值大于 1 的原则提取因子，采用方差极大正交旋转获得因子载荷矩阵。先删除公因子方差小于 0.5 的 8 个项目（Q12、Q14、Q15、Q23、Q37、Q6、Q8、Q18），然后对剩下的 28 个项目做第二轮因子分析。此时，所有项目的公因子方差均大于 0.5，但有 10 个项目的因子载荷小于 0.5 或交叉载荷大于 0.4，故它们（Q13、Q16、Q17、Q25、Q26、Q29、Q32、Q35、Q38、Q39）被剔除。剔除后再对剩余的 18 个项目做第三轮因子分析，此时，所有项目的公因子方差大于 0.5、因子载荷大于 0.5 或交叉载荷小于 0.4，结果理想。

至此，通过对包含 42 个问项的中医药文化认同初始量表数据的信度分析和因子分析，共剔除 24 个项目，经提纯获得包含 18 个项目的中医药文化认同量表作为下一阶段正式调研量表。

2.3　中医药文化认同量表的结构分析与验证

2.3.1　确定关联效标

为完整地进行中医药文化认同量表结构分析及验证，在正式调研问卷形成时，增加关联效标变量及其测项。关联效标的选择遵循以下原则[75]：和研究情境相关、被广泛研究的理论建构。

社会认同理论的代表性人物 Tajfel 曾通过“微群体实验范式（Minimal-group Paradigm）”证明主观的认同会产生客观的行为后果[76]，如图 2.1 中①所示。消费社会学领域的研究认为，认同不仅包含行动的一面，还与“消费的行为”范式发生联系，其也包含文化和符号的一面，而与“消费的文化”范式发生联系。人们的认同和人们的消费行为不过是同一个过程的两个方面。消费活动是一种特殊而又重要的认同行动（the Act of Identification），人们消费什么和不消费什么，并不仅仅是对自己可支配的货币和资源的反映，而且同时反映了人们对某种价值目标的认同行动[77]。

在心理学领域，意愿被理解为一组启动个体行动，并支持个体向着目标，沿着既定的路径持续前进的自我信念系统，即意愿能够转化为行为，如图 2.1 中②所示；Mullet 和 Karson 就曾在其研究[78]中证明购买意愿可作为预测消费者购买行为的重要指标。

在 Laroche 等[79]、Huntington[80] 的研究中，文化认同被看作民族认同的重要基础。这种民族文化认同隶属文化主体的价值系统，可以通过态度心理结构得以展现。而态度在消费者形成购买意愿时起着先导作用，态度上的赞同有利于产生积极的购买意愿[81]，如图 2.1 中③所示，故在此选择购买意愿作为关联效标变量。对于关联效标变量的测量，以 Dodds 等人的研究[82] 为基础，参考 Maxwell[83] 的购买意愿量表，使用 3 个问项测量，包括未来我会考虑购买中医药文化产品、我购买中医药文化产品的可能性很大、我乐意购买中医药文化产品。

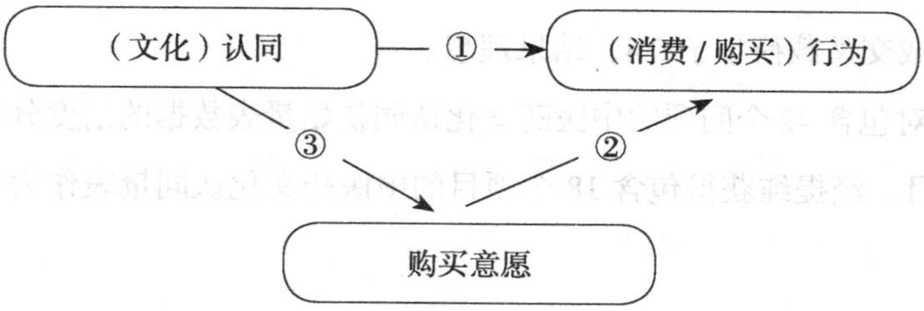

图 2.1　确定关联效标变量的过程

2.3.2　数据收集与样本描述

关联效标变量及其测项确定后，正式问卷共包含 24 个项目，其中 3 个基本信息项目为性别、受教育程度、年龄，剩余项目中量表项目 18 个，关联效标变量项目 3 个，均采用五级度量。正式调研于 2017 年 4 月采取网络问卷和实地问卷调查方式进行，网络调查通过在线调查网站实施，实地调查由调查组分别在武汉、合肥、南京采取有奖品的街头随机拦截方式实施。去除无效问卷，最终收集有效问卷 716 份。其中，武汉 276 份、合肥 207 份、南京 233 份；男性 344 人（占 48%）、女性 372 人（占 52%）；高中及以下 107 人（占 15%）、本科 398 人（占 56%）、硕士 175 人（占 24%）、博士 36 人（5%）；20 岁及以下 64 人（占 9%）、21~30 岁 200 人（占 28%）、31~40 岁 258 人（占 36%）、41~50 岁 122 人（占 17%）、51 岁以上 72 人（占 10%）。

2.3.3　探索性因子分析

采取折半法将有效问卷随机对等分裂，利用其中 358 份问卷数据首先进行探索性因子分析。结果显示，量表 KMO 值为 0.819，Bartlett 球形检验结果在 0.01 水平上显著，适合做因子分析。采用主成分法经正交旋转，量表项目被 3 个因子解释，因子累计贡献达 70.516%（表 2.3）。

表 2.3　正式调研量表项目的因子结构

项目	共同度	因子		项目	共同度	因子 $F3$
		$F1$	$F2$			
Q1	0.746	0.766	—	Q7	0.770	0.802
Q2	0.731	0.783	—	Q8	0.745	0.801
Q3	0.775	0.801	—	Q9	0.696	0.775
Q4	0.714	0.683	—	Q13	0.615	0.701
Q6	0.659	0.667	—	Q15	0.701	0.722
Q11	0.655	0.653	—	Q16	0.593	0.612
Q5	0.632	—	0.772	Q17	0.692	0.687
Q10	0.577	—	0.655	—	—	—
Q12	0.681	—	0.773	—	—	—
Q14	0.701	—	0.791	—	—	—
Q18	0.570	—	0.634	—	—	—
因子命名		认知	情感	—	—	行为
特征值		5.331	2.122	—	—	2.737
因子方差贡献率（%）		31.727	14.554	—	—	24.235
累计方差贡献率（%）		31.727	46.281	—	—	70.516

2.3.4　验证性因子分析

利用另一半数据（358 份问卷）样本，检验量表结构对实际观测数据的拟合情况，并建立竞争模型进行拟合优度比较。首先，M1 为探索性因子分析获得的三因子模型；其次，拟将认知因子和情感因子归为信念因子[46]，建立双因子竞争模型 M2，其中，Q1、Q2、Q3、Q4、Q5、Q6、Q10、Q11、Q12、Q14、Q18 拥有共同的潜变量：信念；Q7、Q8、Q9、Q13、Q15、Q16、Q17 拥有共同的潜变量：行为；再次，假设 18 个项目拥有共同潜变量：中医药文化认同，建立单因子竞争模型 M3。

针对以上 3 个模型，分别以各因子为潜变量，以每个因子对应的项目为观测变量进行验证性因子分析，模型拟合结果（表 2.4）显示，两个竞争模型 M2、M3 的拟合结果不理想。首先，在绝对拟合指标方面，两个模型的 χ^2 值均大于 M1 的相应值，*GFI*、*AGFI* 和 *RMSEA* 值均不符合判断标准；其次，在相对拟合指标方面，竞争模型的 *NFI*、*NNFI*、

CFI、*RFI* 值均小于 0.9；再次，竞争模型的省俭调整指标 *PGFI*、*PNFI* 值虽然符合标准，但皆小于 M1 的相应值，*NCI* 值（χ^2/df）也仅有 M1 符合标准（$NCI = 3.31 < 5$）。综上所述，三因子模型 M1 拟合最佳，故中医药文化认同量表的三因子结构得到验证。

表 2.4　模型的主要拟合度指标值及其与竞争模型比较

拟合度指标	M1（三因子模型）	M2（双因子模型）	M3（单因子模型）	判断标准
χ^2	1 196.86	2 629.91	3 971.23	不显著
df	362	387	389	—
GFI	0.92	0.69	0.54	> 0.9
AGFI	0.91	0.67	0.53	> 0.9
RMSEA	0.039	0.096	0.140	< 0.08
NFI	0.97	0.73	0.51	> 0.9
NNFI	0.97	0.72	0.51	> 0.9
CFI	0.99	0.70	0.53	> 0.9
RFI	0.95	0.72	0.50	> 0.9
PNFI	0.82	0.69	0.52	> 0.5
PGFI	0.76	0.61	0.51	> 0.5
NCI（χ^2/df）	3.31	6.80	10.21	< 5

2.3.5　信度与效度分析

信度分析结果显示，包含 18 个项目的中医药文化认同量表整体 Cronbach's α 值为 0.83，各潜变量的 Cronbach's α 值均为 0.71~0.78，*CR* 值为 0.72~0.79，量表的整体信度与各潜变量信度理想（表 2.5）。

表 2.5　信度与效度检验

	*F*1	*F*2	*F*3
*F*1	0.73	—	—
*F*2	0.39	0.80	—
*F*3	0.32	0.44	0.75
Cronbach's α	0.71	0.78	0.76
CR 值	0.72	0.79	0.78
AVE 值	0.53	0.64	0.57

效度分析结果显示，中医药文化认同量表的 18 个项目在相应潜变量上的标准载荷均大于 0.50，且达到显著性水平，相应的 *AVE* 值为 0.53~0.64，量表的收敛效度（Convergent Validity）良好；潜变量的 *AVE* 平方根值均大于潜变量间的相关系数，量表的区分效度（Discriminant Validity）理想。项目池通过文献研究、访谈法和编码处理形成，在预调研的基础上提纯了初始量表项目，内容效度（Content Validity）良好。基于已建立的关联效标，相关分析结果见表 2.6。中医药文化认同与效标购买意愿的相关关系得到验证，量表的准则效度（Criterion-related Validity）良好。

表 2.6　中医药文化认同与购买意愿的相关系数

项目	购买意愿	
	皮尔逊相关系数	双尾检验
中医药文化认同	0.462	0.000**
认知	0.316	0.033*
情感	0.397	0.022*
行为	0.519	0.017*

注：** 表示 $P < 0.01$，* 表示 $P < 0.05$。

2.3.6　共同方法偏差的控制和检验

鉴于本章研究涉及的问卷测量均采用调查对象自我报告方式，为降低共同方法偏差（Common Method Bias，CMB）对结果的影响，在程序控制方面，在问卷设计阶段适当变换了指导语、计分大小排序和反应语句，且适度平衡问项的正向和反向表述。在统计检验方面，采用两种方法对收回的问卷数据进行共同方法偏差检验。首先，利用 Harman 单因子检验法对所有变量进行未经旋转的探索性因子分析。结果表明，特征根大于 1 的因子共有 3 个，第一个因子解释的变异量为 26.98%，小于 40% 的临界值。其次，采用控制未测单一方法潜因子法（Unmeasured Latent Method Construct Approach）对共同方法偏差进行检验。结果显示，包含共同方法因子的模型不能拟合数据（χ^2/df=7.882，*RMSEA*=0.098，*CFI*=0.892，*TLI*=0.857，*SRMR*=0.473）。因此，本章研究不存在明显的共同方法偏差问题。

2.4 结论与讨论

2.4.1 研究结论

本章采用了质性研究和实证研究方法，根据标准量表编制规范，开发并验证了一个新的中医药文化认同量表（TCMCIS）。该量表包含18个测项和3个测量维度，其中，6个测项（Q1、Q2、Q3、Q4、Q6、Q11）测量中医药文化认同的认知维度，5个测项（Q5、Q10、Q12、Q14、Q18）测量中医药文化认同的情感维度，7个测项（Q7、Q8、Q9、Q13、Q15、Q16、Q17）测量中医药文化认同的行为维度。TCMCIS具体测项内容如下：

Q1：中医药文化代表着人与自然的和谐，符合自然规律；

Q2：中医药文化是传统优秀文化重要组成部分；

Q3：中医药文化博大精深；

Q4：中医传承是优秀传统文化复兴的重要途径；

Q5：我认为应该多制作（出现）一些反映中医药文化的影视作品；

Q6：中医诊疗副作用小，不易复发；

Q7：如果可能的话，我会积极向别人介绍中医诊疗成功的案例；

Q8：如果生病了，我不排斥看中医；

Q9：我平时有通过各种途径来关注和了解中医食疗、中医养生知识；

Q10：政府应鼓励（基层）医疗机构优先选用中医给病人治病；

Q11：中医诊疗便宜且有疗效；

Q12：我希望媒体中关于中医知识普及的节目越来越多；

Q13：我愿意购买中药类保健品；

Q14：在高校中设置中医药专业是有必要的；

Q15：在我了解了一些中医知识的情况下，我会主动向家人或朋友谈论并宣扬中医相关知识；

Q16：如果患有慢性疾病，我会选择看中医；

Q17：如身体有轻微不适，我会首先通过各种途径查阅和获取中医知识来尝试解决；

Q18：我觉得，我们应该更加重视对中医药文化的继承和发展。

2.4.2 理论意义与讨论

首先，研究明确了中医药文化认同的概念和结构。所谓中医药文化认同，是指人们对中医药文化特征内容和形式的认知、情感和行为。

中医药文化认同量表（TCMCIS）的开发是在结合传统中医药文化研究与心理测量的基础上，延续了心理学领域中认同与态度紧密联系的逻辑，通过态度心理结构来评估中医药文化认同这一构念。在本研究中，文化认同的对象并不仅限于中医的核心价值观念及思维模式，其表现更为丰富，包括有中医的疗效、中医药文化作品、中医药产品、中医事业发展等。这一理解符合广义范畴上对中医药文化的理解，即中医药发展过程中创造并积累的物质财富和精神财富的总和。另外，在新的时代背景下，文化认同本质上不再只是单纯赞同某种价值观念或文化形式，而更为重要的，这种文化认同还应是实践性的，是在活生生的文化生活和行为中表现和形成的。故本研究将中医药文化认同理解为：人们对中医药文化特征内容和形式的认知、情感和行为。其中，中医药文化的认知是指对其文化特征内容和形式的认识、理解，如“中医药文化代表着人与自然的和谐”“中医诊疗副作用小，不易复发”这类认知和信念。中医药文化的情感是指对其文化特征内容和形式的价值判断倾向，如“我希望媒体中关于中医知识普及的节目越来越多”“政府应鼓励（基层）医疗机构优先选用中医给病人治病”等情感。而中医药文化的行为是指对其文化特征内容和形式的行动反应倾向或行为状态，如“我平时有通过各种途径来关注和了解中医养生知识”“我愿意购买中药类保健品”“如果患有慢性疾病，我会选择看中医”等。

其次，研究首次开发了一个具有良好信度和效度的中医药文化认同量表，为衡量评估中医药文化认同状况提供测量工具，也为开展后续相关研究（如中医药文化认同的影响因素以及中医药文化认同水平提升对策与方法等）奠定了重要基础。

中医药文化认同量表（TCMCIS）的开发是对中医药文化认同测量工具的首次探索。鉴于目前国内外没有测量中医药文化认同的规范量表可供参考，因此，研究在效度分析部分并未直接将本量表与相关量表进行效度的比较和验证。但从 TCMCIS 的开发和验证结果来看，首先，量表的信度和效度良好（见前文信度与效度分析部分）。其次，根据 Laroche 等 [79] 及 Huntington [80] 的研究，文化认同被视为民族认同的重要基础，而中医药文化是中华优秀传统文化的重要组成部分，有着极强的民族象征意义，故将 TCMCIS 与目前已在民族文化认同领域被广泛使用的 MEIM 量表及 EIS 量表进行比较，发现其结构较为一致。例如，MEIM 量表所包含的 3 个成分为：肯定（Affirmation and Belonging），指归属感和对本民族群体的积极态度，其近似于情感范畴；实现（Ethnic Identity Achievement），指民族文化认同的探求和认定，其近似于认知范畴；行为（Ethnic Behaviors），指参加本民族群体特有的或有代表性的活动，其为行为范畴。因此，TCMCIS 虽然测量的是中医药文化认同水平，但其结构成分延续和印证了心理学领域较为成熟的研究思路和相关研究成果，具有较好的效度。最后，研究发现对中医药文化认同的讨论并不宜仅简单地采取“A+B”逻辑，即中医药文化认同就是“认同 + 中医药文化核心价值观”这一逻辑。

实际上，在关于文化认同的讨论中，态度情感说与价值类型说是两种最具代表性的观点[41]。其中，态度情感说认为，人们的文化认同反映的是一定社会文化资源满足其内在文化心理需求程度的主观体验从而协调自己的认知、态度和行为的表现。而价值类型说认为，人们的文化认同反映的是生存适应价值，是特定个体或群体认为某一文化系统内在于自身心理和人格结构中并自觉循之以评价事物和规范行为的表现。由于现阶段一些典型的价值观量表通常采用价值类型说，因此本研究在开发量表时也参考了关于中医药文化内涵与价值的研究。研究一般认为，中医药文化的内核在于其“人本”“中和”“自然”的核心价值观及独特的“象”思维方式[8]。然而，在后续的定性及定量分析过程中，研究却发现无论是一般民众还是专家在访谈时对中医药文化认同的表述都不只局限于其核心价值观及思维方式的内容，而且在数据处理和分析时，部分相关表述也被剔除掉（如附录中的 Q38）。

综上所述，TCMCIS 并非一个中医药文化价值观量表，其主要循迹于态度情感说路径，对测量中医药文化认同水平具有参考价值。

2.5 研究局限与展望

本章所开发的中医药文化认同量表（TCMCIS）是对该领域的一次有益探索，对深化目前中医药文化认同研究具有一定理论意义。然而，鉴于文化认同具有较强的内隐性与建构性特征，是一种极为复杂的社会现象，加之相关实证研究参考有限以及访谈专家的人数限制，量表内容和提炼的认同维度或许远非完美，可能会存在暂未被挖掘的陈述项目，现有部分测项也值得不断讨论和推敲。因此，本书在提供最终量表内容同时还在附录提供了初始量表的项目，以便未来研究者们对中医药文化认同的结构和量表内容做更深入和全面的探讨。此外，由于研究时间和经费限制，本研究样本规模仍有限，尽管采取了网络和实地调研，但所获样本的来源大部分集中于我国中东部城镇地区，未能涉及城乡差异，这有可能限制了研究结论的推及性。未来研究可尝试进一步针对更广泛区域进行大规模调研，或做其他区域的调研、分析，进而对本量表进行验证和比较。

第3章

中医药文化认同调查
——基于文化认同差异的实证分析

3.1 中医药文化与中医药文化认同

3.1.1 中医药文化

文化是一种社会现象，是人们在长期社会历史活动中创造形成的产物，它总是表现为社会价值系统的总和，在这个集合中包括了群体的集体创造及其所积累的物质和精神财富。至今，关于文化的定义林林总总，莫衷一是。在 Stern 的早期研究[84]中，文化被分为狭义和广义两种。狭义的文化指人们普遍的社会习惯，如衣食住行、风俗习惯、行为规范、生活方式等。广义的文化则指人类在社会历史发展过程中所创造的物质财富和精神财富的总和。它主要包括物质文化、制度文化和心理文化，其中，物质文化属于显性文化范畴，指的是人类创造的种种物质文明，包括交通工具、服饰、日常用品等；制度文化和心理文化则属于隐性文化范畴，分别指生活制度、家庭制度、社会制度，以及思维方式、宗教信仰、审美情趣等。

中医药文化，可以理解为中国传统文化中涉及生命、疾病、健康等内容的文化体系。在中医药文化体系中，与生命、疾病、健康、卫生、生殖等有关的根本看法、价值观念、思维模式，以及以这些为思想基础形成的具体医学观念、诊疗心理、伦理道德等构成中医药文化的核心层次，具有明显的精神文化属性。这些精神属性的内容总是以中医药文化的中层，即概念术语、理论形式、表述方式、研究方法、诊疗行为、卫生习俗、医疗模式、医事制度、医教制度、政策法规等加以体现，并凝结为一定数量的物质成果，如医药书籍、医疗器具、卫生设备等。它们构成中医药文化的外层，具有典型的物质文化属性[85]。由此可见，中医药文化既包含精神层面的内容，也包含有物质层面的内容。

中医药文化作为中华优秀传统文化重要组成部分，它是中医药发展过程中创造并积累的物质财富和精神财富的总和，是中医药学内在的价值观念、思维方式和外在的行为规范、器物形象的总和[9]。具体而言，中医药文化所涵括的中华民族几千年来认识生命、维护健康、防治疾病的思想、方法体系及其各种显现形式，如疾病诊疗、文化产品、文化活动等都属显文化；中医药文化所承载的人文精神如“道法自然”“以人为本”，蕴含的哲学思想如“阴阳五行”，体现的价值观念如“仁”“和”“精”“诚”则属隐文化。中医药的显文化和隐文化既不相同又不可割裂，它们一起彰显了中医药文化的内容和特征。例如，一方面，中医药运用的思维方式、体现的价值观念及表现文化形态，显示的都是文化内涵而不仅是医学理论和临床技术。中医药文化是包含和超越中医药本身的一种文化形态，与中国传统文化的其他形态融为一体，并渗透到人们的日常文化生活当中[4]。另一方面，诸如"气一元论""和""仁"等中医药运用的思维方式及蕴涵的人文精神，同时也都是重要的防治疾病的方法手段，贯穿藏象学说、经络学说、病因病机学说、辨证论治、预防治则之中。"和"，不仅是"天人合一"、和于自然的养生却病的指导思想、方式方法，同时调和脏腑气血、调和五味，渗透于理法方药之中，也是防治疾病的重要方法[86]。

3.1.2 中医药文化认同

新弗洛伊德学派代表人物 Erikson[22] 将认同解释为一种具有发展结构的自我同一性概念，"认同有时指一个人对个体身份的自觉意识，有时则指对某个群体的理想和特征的内心趋同"。前者属于人的自我认同，后者则属于人的社会认同，它是个体对某群体的特定价值、文化和信念的本质上接近的态度。社会认同的类型主要包括民族认同、国家认同、政治认同等。其中，民族认同被认为是一个多维动态且涉及人的自我概念的复杂结构。它是个体对本民族的信念、态度以及对其民族身份的承认[87]，包括个体对群体的归属感、积极评价，以及个体对群体的文化感兴趣和实际行为卷入情况等[88]。Laroche 等[79] 也在其研究中将民族认同界定为个人对原有文化特征的接纳，这种接纳表现为态度、价值或行为。同时，Huntington[80] 指出，文化认同对于大多数人来说是最有意义的东西，认为"不同民族的人们常以对他们来说最有意义的事物来回答'我们是谁',用'祖先、宗教、语言、历史、价值、习俗和体制来界定自己'"。因此，文化认同被看作民族认同的重要基础，这种民族文化认同隶属文化主体的价值系统，可以通过态度心理结构得以展现。具体而言，它是指人们基于不同文化的接触和实践，以自己选择的标准对各种文化事项做出认知判断、情感依附和行为选择[41]。

中医药文化是中华优秀传统文化的重要组成部分，在民族文化发展过程中具有特殊地位，有极强的民族象征意义，故本研究将中医药文化认同理解为个体对中医药文化特征（事项）的接纳。这种接纳具体表现为人们对中医药文化特征内容和形式的认知、情感和行为。如前述研究所强调，真正的文化认同不仅是赞同某种思想观念或价值，更重要的是，文化认同还表现出实践性与建构性特征，故对中医药文化的认同，也不仅是强调对其思想、价值及思维方式的认同，而且也强调对其诊治方法、手段和临床效果的认同，以及中医药文化作品、中医药产品等的认同，即总体表现为对中医药显文化和中医药隐文化的认同。

3.2 理论回顾与假设形成

3.2.1 基于文化认同理论的演绎

自19世纪中期以来，中国社会步入一个从传统社会向现代社会转型的时期。以社会化大生产为标志的现代社会，改变了传统社会原有的结构和运行机制，人们原来的生活方式和交往方式都发生了重大改变：从封闭到开放、从稳定到剧变，不仅使“我们”必须不断直接地面对越来越多的“他们”，而且“我”与“我们”也不再天然地重合。开放和变化，打乱了传统社会原有的认同模式和认同格局，引发了真正意义上的认同危机。

现代性在促使社会转型的同时，还直接引发了空前的文化危机，使文化认同成为突出的时代课题。这种文化危机集中表现在3个方面。首先，现代性对传统的否定，在一定意义上造成了文化断裂。传统是文化中最具特色、最重要、最普遍、最有生命力的内容，也是文化认同的重要载体。毫无疑问，现代性是在对传统、传统文化的批判和超越过程中确立起来的。在现代性建构的过程中，总要对传统和传统文化有所批判、有所否定。而这种否定又必然影响到人们对民族文化传统、传统文化的认同，促使人们建立新的文化认同。其次，伴随现代性而来的强势文化扩张和文化霸权，造成了文化秩序破坏和文化生态的失衡。现代性在催生“世界历史”的同时，又伴随着经济扩张、政治殖民化和文化霸权。强势文化对主流话语的垄断、对弱势文化的挤压以及强势文化与弱势文化的不平等关系，都使原有的文化格局被迫重组，人们的文化认同特别是基于弱势文化的认同遭遇到前所未有的挑战。这时，文化认同问题的提出，是对文化霸权的抗争，也是对弱势文化生存权的维护和对文化多样性的呼唤。最后，现代性所形成的“以物的依赖性为中介的个人独立性”，带来了社会与人自身的普遍物化，特别是文化对人的否定和扭曲。现代性的核心是市场化，现代性文化的实质则是文化的物化与技术化。这种以技术和物化为特征的文化，不仅无法有效地解决文化认同问题，而且还导致人们自我认同的困惑，即自我的被异化甚至自我的丧失。在这个意义上，现代性的文化危机就是人与文化关系的危机，是文化认同的危机[24]。

总之，在社会现代化转型背景下，经济全球化、文化多元化、传统教育模式的缺失以及西方文化广泛传播与渗透所造成的无序挤压，在一定程度上已然促使了传统文化认同危机的形成。尤其青年群体处于我国社会现代化进程中，在现代性建构过程中，一些对传统文化的批判和否定因素影响了其对传统文化的认同，甚至促使他们逐步建立新的文化认同[24]。

青年对传统文化的态度，在 20 世纪 90 年代之后，总体上是偏向于积极的一面。各种相关的调查都显示基本情况如此。持续不断的“国学热”“汉服运动”及其他文化民族主义现象也都表明青年对传统文化多了些敬意。但是，耐人寻味的是，当代青年在读书学习中，传统文化并不占有很高的比重。从某种程度上说，在现代的教育体系和社会生活中，传统文化的因素非常有限。传统的经籍不是青年的必读书，传统的生活方式、礼仪制度已经被打破。宏观上说，当代青年对传统文化缺乏了解，并不是不客观的判断。青年对传统文化的赞同和接受，并非出自对传统的真实理解，而是受其他外部因素的影响。

青年对传统文化持肯定态度，似乎表明多数青年认同传统文化。但是，文化认同不仅意味着对某种文化的接受和赞赏，而且意味着以此文化为基本的框架和视野，来“尝试在不同的情况下决定什么是好的或有价值的，或者什么应当做，或者我应赞同或反对什么”。青年是否会以传统的世界观、人生观和价值观来确定自己的价值标准和行为准则，实是大有问题的。目前，没有任何调查能表明传统文化是青年认识自身和采取行动的基本框架和视野。因此，青年认同传统文化，在承认和接受的意义上是成立的，但如若认为是以此为文化基盘则难以成立。值得注意的是，青年对作为传统文化的核心或理念的“三纲五常”并不认可，对传统文化赖以生存的政治制度基础也不持赞成态度，甚至是极端的“汉服运动”者也未必赞成君主专制。因此，青年对传统文化的认可与赞同，可能并不是认同真正的、作为历史形态的传统，而是经过现代加工的“传统”[38]。

文化认同是有源头、有历史的。它们不是永恒地固定在某一本质化的过去，而是屈从于历史、文化和权力的不断演变和角力中[89]，青年或许是在各种力量的冲突中建构起对传统文化的认同。在叙事认同理论中，认同是一种特殊的叙事形式。这种叙事通常围绕 3 种关系展开对情节的遴选，其中便包括情节与文化的关系。文化被视为群体统一的逻辑基础，是一种意义和智力系统，认同叙事选择“先存的”（pre-existing）和群体成长密切相关的文化特质进行重构，强调其在文化体系中的首要性，进而建构认同象征[32]。对于当代青年而言，“先存的文化特质”更多地表现为民族传统文化，而“与成长密切相关的文化特质”实则更多地表现为在全球化背景下所反映出的以现代文化为主要特征的文化特质。在青年群体中，认同叙事便发生在“先存的”和“现存的”之间，从而进行文化认同的重构。这种在关系中发生的文化认同建构同样符合文化认同理论中所强调的“认同总是存在于关系中，文化认同是发生在不同的文化接触、碰撞和相互比较的场域中”。在文化认同的建构中，人们会按照碰撞后的自我标准对传统文化（即“先存的”）进行重新评估。然而，有研究[90]

指出对于中国传统文化，当代青年正逐渐弃离情感上的归属和依托，“利益”已经开始成为他们衡量传统文化价值的主要标尺。在传统与现代文化价值体系间的摇摆过程中，青年群体已逐渐表现出对现代文化的认同和对民族传统文化认同的淡化[36]。

作为凝聚着中华民族智慧和创造力的独特文化表现形式，中医药文化已成为中华优秀传统文化的重要组成部分，是极为鲜明和重要的传统文化符号。随着传统文化认同危机在当代青年群体中的产生，中医药文化同样存在着不同程度的认同问题。国内房书亭[91]曾指出，中医药普及程度不高，尤其在年轻人中认知度较低已成为困扰中医药发展的主要瓶颈。据以上分析，本章首先形成假设一：青年群体对中医药文化的认同水平显著低于中老年群体。

3.2.2 基于新媒体传播与文化认同关系理论的演绎

作为文化传播的首要载体，大众媒介在文化认同的生成、演进过程中扮演着重要角色，已成为现代人建构文化认同的重要资源。Giddens[31]研究认为，现代性认同的建构离不开大众传媒。在欧洲，欧盟曾将视听传播业确定为创造欧洲文化认同感的重要手段[26]，欧盟通过创建新的欧洲媒介系统来帮助构建欧洲文化认同。随着全球传播网络和国际信息空间的形成，包括广播电视、新闻出版在内的大众传播媒介超越了国家间的地理界限，在世界范围内形成了一个信息资源共享的巨大空间。Scannell认为，媒介能够将分散各地、完全不同的观众与国家生活这个象征中心联结起来，继而形成一种全体国民共享的文化，一种全新的共同政治生活[92]。正如媒介在民族文化和认同的历史演进中起到过根本作用一样，它对增进欧洲人民间的相互了解，培养他们的共同归属感同样重要。此时，媒介的作用不仅在于提供便捷的信息渠道，还有着重要的文化政治功能。

国内也有研究[93]表明，文化认同的形成过程与传播过程和媒介环境是不可分离的。一项以外籍汉语学习者为对象的有关媒介接触与文化认同关系的实证研究也指出，文化认同可视为语言学习的动机强化因素，但是语言学习对文化认同的影响并不显著，而媒介接触不仅影响语言学习，同时也是影响文化认同的重要变量[94]。文化认同作为动态的社会建构过程，拥有多种不同的建构资源。迅猛发展的大众传媒正逐步成为塑造现代人文化认同的重要途径，它在传播活动中附带地再现和建构文化认同。具体而言，大众传媒成为现代人建构文化认同的重要途径的表现在于：大众传媒承载了丰富的文化认同信息内容，给现代人建构文化认同提供了不断增长的资源。大众传媒是一个意义建构的平台，也是文化再生产的机制。它会有意无意地承载丰富的本民族文化认同内容，如本民族文化核心的价值特质、独特的道具以及仪式等，作用于现代人的文化认同建构。经由大众传媒的文化再生产，人们塑造了特定版本的“集体记忆”，进而塑造了特定的民族文化认同。此外，除直观地再现一系列文化元素以提供建构文化认同的素材之外，大众传媒作为提供文化认同的公共信息平台，它还常常将文化认同的其他建构资源，如语言、文化遗产、价值观念体系等纳入自身的体系广泛传播，不仅丰富和充实了传播内容，而且放大了其他建构资源建构文化认同的效果。随着大众传媒的发展，它在这方面的能力不断增强，给现代人建构文化认同提供了越来越丰裕的资源[48]。

值得注意的是，近 10 年来，新媒体在大众传播中的地位日益突出，给人类社会所带来的变迁也直接冲击到文化认同的建立与发展层面，新媒体的文化认同建构功能逐渐受到关注。例如，在关于新媒体与民族文化、地域文化关系的研究中表明，新媒体在实现民众对民族文化、地域文化的强烈认同方面发挥了重要作用[95][96]。在民族文化认知、情感表达等方面，新媒体都为少数民族文化认同提供了场域。在网络的场域下，少数民族文化认同、地域认同、国家意识形态相互浸润，形成了多层次的民族和国家认同[95]。新媒体作为文化意义建构平台，一方面，能够通过各种文化符号、话语、形象和解释框架等赋予人们共同的意义；另一方面，也能够通过转化传统文化中既有仪式特征，以吸引更多受众参与，营造“共同在场感”，从而为现代人提供建构文化认同的素材[48]。

根据中国互联网络信息中心（CNNIC）发布的第 51 次《中国互联网络发展状况统计报告》[97]，截至 2022 年 12 月，中国网民规模达 10.67 亿，其中 20~39 岁年龄段网民的比例为 33.8%，10~19 岁年龄段网民占比为 14.3%。互联网在中青代及年轻一代的媒介接触习惯中占据了主导位置。以互联网为基础的新媒体在作为青年群体获取信息和互动活动的主要“场域”同时，也为他们提供了主动进行文化活动的条件，激起更多的参与和表达欲望，催生了大量文化卷入行为，从而为文化认同的构建提供了可能。相关研究同样表明，网络的使用对青年在决策、认同形成等自我认同发展的不同面向具有显著影响，大学生对互联网的依赖度、使用时间和频次与文化认同呈正相关[54]。因此，本章形成假设二：新媒体传播应用能够显著提高青年群体对中医药文化的认同水平。

3.3 研究设计

3.3.1 研究一的设计

1）变量的测量

中医药文化认同水平的测量以前文所开发的 TCMCIS 量表为基础，共包含 18 个测量问项。其中，6 个测项（Q1、Q2、Q3、Q4、Q6、Q11）测量中医药文化认同的认知维度，5 个测项（Q5、Q10、Q12、Q14、Q18）测量中医药文化认同的情感维度，7 个测项（Q7、Q8、Q9、Q13、Q15、Q16、Q17）测量中医药文化认同的行为维度。为消除完全中立影响，未设“一般”“不清楚”等类型选项，全部采用六级度量，形成该研究阶段正式问卷。

2）数据收集

研究于 2017 年 10 月—12 月在武汉、南京、天津、成都、广州等地进行正式调查，问卷共包含 22 个问项，其中 19 个问项是主要问项（包括 1 个开放性问项，用于对认同做辅助判断，即 Q19——请用一段话描述您对中医药的态度或看法），共收回有效问卷 936 份。被测者年龄分布情况如下：34 岁及以下占比 58%，35 岁及以上占比 42%；文化程度分布情况如下：高中及以下、本科、硕士、博士占比分别为 15%、52%、28%、5%。样本中男性约占 44%。

3.3.2 研究二的设计

1）实验方法、对象及变量

研究二随机选择高校大学生 80 名，采取实验法通过有控制组的实验前后对照设计，将样本随机分为实验组和控制组（各 40 人）。因变量为中医药文化认同水平，通过 TCMCIS 量表测量；自变量为应用新媒体接触中医药信息；干扰变量主要通过随机化、有控制组的前后测设计进行控制。

2）实验步骤

（1）前测

首先，利用问卷实地测量两组被试对象的中医药文化认同水平。问卷主要包括两部分，第一部分为性别、新媒体使用情况等；第二部分为主要问项，即 TCMCIS 量表，采用六级度量。

（2）自变量操纵

对于实验组的处理，根据对新媒体的相关研究 [98] [99]，要求实验组被试对象在 3 个月内定期通过微博、博客、播客、社区论坛、门户、视频网站以及微信公众号、手机 App 来关注和了解中医药相关信息。为便于对过程进行控制，40 人被分为 8 组，由组长协助观察和控制成员按要求执行，并协助关注是否出现重大负面或特定舆情，以控制其对被试对象中医药文化认同水平的影响。

（3）后测

实验组处理之后，再利用 TCMCIS 量表测量两组被试对象的中医药文化认同水平。

3.4 数据分析

3.4.1 研究一的数据分析

1）信度和效度

（1）信度分析

采用 Cronbach's α 值检验测项内部一致性，结果显示，测项内部一致性信度（internal consistency reliability）较高（表 3.1）。

表 3.1 各测项的 Cronbach's α 值

测项	Cronbach's α
中医药文化认同水平	0.877
中医药文化认同的认知表现	0.762
中医药文化认同的情感表现	0.813
中医药文化认同的行为表现	0.775

（2）效度分析

中医药文化认同水平变量的 KMO 值为 0.825，Bartlett 球形检验结果在 0.01 水平上显著，适合做因子分析。采用主成分法经正交旋转，对应测项能被 3 个因子解释，因子载荷均大于 0.750；3 个因子累计贡献率达 69.647%。因子分析表明量表总体建构效度（Construct Validity）理想。此外，测项主要是来自前文所开发的中医药文化认同量表 TCMCIS。鉴于该量表遵循了标准量表编制规范，采取了包含质性研究和量化研究的混合方法，故内容效度（Content Validity）理想。

2）功能分析

相关分析显示，年龄与中医药文化认同水平的 Pearson 相关系数为 0.579，双尾检验显著性概率接近 0（N=936）。故以年龄为分组变量，将样本分为 Y 组（青年组：34 岁及以下）和 O 组（中老年组：35 岁及以上）。对两组的中医药文化认同水平进行单因素方差分析，方差齐性符合要求（F=0.852，P=0.420）；两组组间方差值为 18.470，F 值为 39.94，显著性概率接近 0，组间存在显著差异；青年群体和中老年群体在中医药文化认同水平上表现出不同，且青年群体对中医药文化的认同水平低于中老年群体（$M_{YI}=4.112<M_{OI}=4.615$；$Min_{YI}=1.54$，$Max_{YI}=5.62$；$Min_{OI}=2.87$，$Max_{OI}=6$），假设一得到验证（表 3.2）。此外，样本均值为 4.364（N=936），表明总体上样本对中医药文化的认同水平不低。

表 3.2　两组群体的中医药文化认同比较

群体	均值	极小值	极大值	N
青年群体	4.112	1.54	5.62	543
中老年群体	4.615	2.87	6.00	393

注：两组组间 F =39.940，P =0.000。

进一步将 Q1、Q2、Q3、Q4、Q5、Q18 作为中医药隐文化认同，Q6、Q7、Q8、Q9、Q10、Q11、Q12、Q13、Q14、Q15、Q16、Q17 作为中医药显文化认同做探索分析。方差分析结果显示如下：

① 样本在对中医药显文化和隐文化的认同上表现出不同，显文化认同水平低于隐文化认同水平（表 3.3），$M_{I（显文化）}=4.131 < M_{I（隐文化）}=4.641$（$F$=36.427，$P$=0.000）；$Min_{I（显文化）}=1.22$，$Min_{I（隐文化）}=2.00$；$Max_{I（显文化）}=Max_{I（隐文化）}=6.00$。

② 两个年龄群体在对中医药显文化和隐文化认同方面没有表现出不同，仍然是中医药隐文化认同水平相对更高（表 3.4），$MY_{I（显文化）}=3.977 < MY_{I（隐文化）}=4.288$（$F$=10.482，$P$=0.001）；$MO_{I（显文化）}=4.385 < MO_{I（隐文化）}=4.917$（$F$=25.472，$P$=0.000）。

③中老年群体无论是对中医药显文化或是隐文化的认同水平均要高于青年群体，$M_{YI（显文化）}=3.977 < M_{OI（显文化）}=4.385$（$F$=15.743，$P$=0.000）；$M_{YI（隐文化）}=4.288 < M_{OI（隐文化）}=4.917$（$F$=38.834，$P$=0.000）。

表 3.3 中医药显文化与隐文化认同比较

内容	均值	极小值	极大值	N
中医药显文化认同	4.131	1.22	6.00	936
中医药隐文化认同	4.641	2.00	6.00	936

注：两组组间 F=36.427，P=0.000。

表 3.4 不同群体对中医药显文化与隐文化认同比较

群体	内容	均值	极小值	极大值	N	备注
青年群体	中医药显文化认同	3.977	1.22	5.57	543	组间 F=10.482，P=0.001
	中医药隐文化认同	4.288	2.00	5.84	543	
中老年群体	中医药显文化认同	4.385	1.73	6.00	393	组间 F=25.472，P=0.000
	中医药隐文化认同	4.917	3.82	6.00	393	

3.4.2 研究二的数据分析

1）样本基本情况描述分析

样本中，女性为 48 人，占 60%。前测显示：$M_{t(前测实验组)}$=1.274，$M_{t(前测控制组)}$=1.320，T（78）=-0.323，P=0.667，两组被试者没有明显差异，均很少运用新媒体来接触中医药信息，其主要是通过传统方式，如上课或阅读规范、教材等。另一方面，$M_{I(前测实验组)}$=3.641，$M_{I(前测控制组)}$=3.728，T（78）=0.454，P=0.633，表明前测时两组被试者在对中医药文化的认同水平上无明显差异。

2）信度和效度分析

首先，因变量的测量延续使用了前述研究中的中医药文化认同量表 TCMCIS，信度和效度较好。其次，通过后测问项获取实验组运用新媒体接触中医药信息的时间，进行自变量的操纵检测，$M_{t(后测实验组)}$=6.791 < $M_{t(前测实验组)}$=1.274，T（78）=-36.637，P=0.000，后测实验组应用新媒体接触中医药信息时间显著大于其前测值。

3）功能分析

经过舆情监测，实验期间未出现相关重大负面舆情。研究分别对两组的中医药文化认同水平前测值和后测值做纵向及横向的样本 T 检验（表 3.5 和表 3.6）。

① 纵向对比分析方面：样本描述中已表明前测实验组和前测控制组之间在对中医药文化认同水平上无显著差异。此外，$M_{\text{I（后测实验组）}}=4.722>M_{\text{I（后测控制组）}}=3.731$，$T（78）=5.470$，$P=0$，说明经实验处理，实验组的中医药文化认同水平要显著高于控制组。

② 横向对比分析方面：首先，$M_{\text{I（后测实验组）}}=4.722>M_{\text{I（前测实验组）}}=3.641$，$T（78）=-4.732$，$P=0$，表明经实验处理，实验组的中医药文化认同水平后测值显著高于其前测值。其次，$M_{\text{I（后测控制组）}}=3.731$，$M_{\text{I（前测控制组）}}=3.728$，$T（78）=0.131$，$P=0.797$，控制组的中医药文化认同水平前测值与后测值无显著差异。

功能分析验证了假设二，表明通过新媒体的应用接触中医药相关信息能够提高青年群体的中医药文化认同水平。

表 3.5　不同组别的中医药文化认同水平前测与后测值的纵向比较

组别	前测均值	后测均值
控制组	3.728	3.731
实验组	3.641	4.722
T 值	0.454	5.470
P 值	0.633	0.000**

注：** 表示 $P<0.01$。

表 3.6　不同组别的中医药文化认同水平前测与后测值的横向比较

组别	前测均值	后测均值	*T* 值	*P* 值
控制组	3.728	3.731	0.131	0.797
实验组	3.641	4.722	4.775	0.000**

注：** 表示 $P<0.01$。

3.5　结论与讨论

根据所开发的中医药文化认同量表 TCMCIS，经过调查和实验研究发现以下结论：第一，与以往结论不同的是，目前，我国社会公众对中医药文化的总体认同水平并不低，且在年龄因素上呈现显著群体差异。具体表现为青年群体对中医药文化的认同程度不及中老年群体。第二，当关注到中医药隐文化和显文化时，中老年群体对二者的认同水平均明显高于青年群体。第三，无论何年龄群体，民众对中医药隐文化的认同水平相较于显文化更高。这种在总体认同基础上的显文化与隐文化认同的分裂也表现了民众在面对中医药时的情感与体验诉求并存的现实复杂心态。这一心态也主要源自中医药的民族文化特征以及中医药学重临床的传统。研究还进一步发现，持续通过新媒体的应用接触中医药相关信息能够明显提高青年群体的中医药文化认同水平。

综上所述，在当前我国着力推动优秀民族传统文化大发展和大繁荣之际，中医药文化事业正处于发展关键期，我们应抓住机遇构建系统、有效的中医药文化表征和传播体系，尤其应重点关注青年群体这一未来社会的中坚力量。根据问卷中 Q19 开放问项所获取的文本观念数据，如“要针对年轻人普及推广中医知识”“中医都已经快在年轻一辈中失传了，年轻一辈对中医知识基本一无所知，更别说认可了”“对于慢性病，选择中医是很好的选择，对人体伤害是最小的，个人觉得年轻人需要正确认识中医，了解中医文化”等，我们发现青年群体对接触、了解中医药知识甚至参与中医药文化活动有较强诉求。

值得注意的是，我国青年群体已表现出对互联网和各种新媒体应用的依赖，并更乐于运用通俗易懂的语言、图像、动画等符号参与互动体验性强的线上或线上线下相结合的活动。根据中国互联网络信息中心（CNNIC）于 2022 年 12 月发布的《2021 年全国未成年人互联网使用情况研究报告》[100]，截至 2022 年 12 月，中国未成年（6~18 岁）网民规模达 1.91 亿，占整体网民 18%，未成年人互联网普及率达 96.8%，未成年网民分享意愿、评论意愿均高于网民总体水平。未成年网民中，经常在互联网上看短视频的比例为 47.6%，视频平台成为获取信息重要渠道，对未成年人价值观塑造的影响值得关注。互联网尤其是自媒体为当代社会提供了一个崭新、独特的文化空间。越来越多的个体在这个空间中不仅仅是接受和使用信息的文化消费者，同时也担当起了文化生产者的角色，创造、搜寻、遴选、学习和传播着信息[101]。鉴于此，在新时代下中医药文化认同的构建提升应该是面向未来的，要充分重视采取更加有效的传播体系和策略来巩固和提升青年群体对中医药文化的认同。基本思路和策略为：首先，在传播平台方面，整合利用微博、博客、播客、社区论坛、门户，以及微信公众账号、手机 App 等应用形式，通过媒介融合的方式进行中医药文化与知识的普及传播。其次，在传播内容方面，加强基于新媒体平台的中医药文化传播内容的制作与开发，通过创意化、生活化、通俗化和时尚化地创作打造具有新时代中医药文化符号特征的内容。最后，在传播形式和路径方面，为能促进对中医药文化的符号性认同转变为建构性认同，同时也考虑到单一的新媒体线上传播或许会削弱文化意义的神圣性和完整性，中医药文化的新媒体传播宜利用线上与线下联动(Online to Offline)方式，通过虚拟场域与现实场域结合构筑一个共同的文化认同空间，帮助青年人越来越多地参与到传统中医药文化的知识共享、公共讨论和生活实践中去。

3.6 研究局限与展望

3.6.1 研究局限

本章通过两个研究设计及分析揭示了社会民众对中医药文化的认同现状，探析了目前中医药文化认同所存在的群体差异；在实证新媒体传播应用能显著提高青年群体对中医药文化的认同水平的基础上，初步讨论了新时代下中医药文化构建和提升策略。

研究主要存在以下局限：为便于进行实验控制，研究二被试样本主要来自在校大学生，虽然其同属青年群体，但考虑到样本的结构特征，其代表性可能存在一定不足。此外，在自变量的操纵上，仅涉及对新媒体传播应用平台或形式的操纵，尚未纳入对新媒体传播内容的操纵处理，一定程度上影响了实验研究的效度。

3.6.2 研究展望

一方面，鉴于青年群体的中医药文化认同现状，下一阶段将进一步选择大学生作为青年群体的代表进行有关中医药文化认同的调查分析；另一方面，考虑到中医药文化认同的内隐性及建构性特征，后续还有待采用质性研究方法探析中医药文化认同的影响因素及其机制。以此为基础，结合科学传播理论和媒介融合理论具体展开新时代下中医药文化认同构建和提升的策略及方法的相关研究。

第4章

中医药文化认同调查——中医药院校大学生中医药文化认同及影响因素

4.1 理论回顾与假设形成

文化认同具有动态性和建构性特征，一般会在潜移默化中形成，故在讨论文化认同议题时，需要关注个体的社会化过程[102]。而社会化是指个体学习和采纳一个社会或者一种文化的现有规范和价值观的过程。社会化理论在整合了认知发展理论和社会学习理论的基础上，认为个体的行为发展是在家庭、学校和社会等方面的影响下，自然成熟（年龄增长）和学习的结果[103]。个人、家庭、学校和社会 4 个因素之间的关系是按照社会化过程展开，由外界影响因素作用到个人因素，最后对个人的态度产生影响。由于此影响对处于学习阶段和成长期的青年群体尤为典型，因此，本章研究将选择中医药院校在校大学生作为研究样本，从个人、家庭、学校和社会 4 个方面来分析它们对青年群体中医药文化认同的影响。

4.1.1 家庭文化背景（Family Cultural Background，FCB）

家庭文化背景具体是指家庭营造出的一种中医药文化氛围，可以是引导个体接受中医药教育培训、阅读中医药书籍等直接形式，也包括从事中医药医疗行业亲属等间接影响。有研究指出，家庭对个体的社会化具有显著作用[104]。严宇也曾在有关民族认同的研究中证实，家庭教育是回族大学生民族认同的重要影响因素，指出家庭成员会在日常生活过程中潜移默化地影响大学生的价值观和行为规范，最终影响其认同的发展[105]。因此，如果大学生在家庭教育中能接触、阅读中医药书籍，或者有亲属从事中医药相关的医疗工作，对大学生理解中医药文化、认同中医药文化有更好的推动作用。由此，形成研究假设一：家庭文化背景对中医药院校大学生中医药文化认同有显著影响。

4.1.2 校园文化建设（Campus Culture Construction，CCC）

中医药院校是开展中医药教育的主要场所和阵地，校园文化正是全体师生共同创造的成果，涵盖了物质、精神和制度文化 3 个方面。有研究曾指出，校园资源服务及环境、校园文化和学校声誉是大学生的学校认同的主要影响因素[106][107][108]。其中，校园文化在中医药文化认同中具有价值导向和教育传播两大重要功能，特色的校园文化可以影响学生的价值判断、行为习惯和思维方式[109]。由此，形成研究假设二：校园文化建设对中医药院校大学生中医药文化认同有显著影响。

4.1.3 社会政策支持（Social Policy Support，SPS）

随着个体的年龄和社交范围不断扩大，其文化认同会更多地受到社会因素的影响[110]。其中，社会政策正是通过国家力量介入社会过程达到提升人民生活水平的一种措施[111]。

例如，有政策要求我国每一个县市必须至少设立一所中医院、要求全面推广“三堂一室”等，国家从政策层面不断满足人民群众日益增长的多样化的中医药服务需求，充分发挥中医药在保障人民健康上的作用。相关研究也指出，社会环境、基础设施对个人的地方认同具有影响作用[112]。在医药卫生行业，有调查发现国家基本药物制度的宣传与实施有利于提高群众对基本药物的认知度和信赖[113]。正是如此，中医药医疗机构和基础设施的普及程度、相关法律法规的完善程度以及中医药在日常生活中的可接触、可获得程度都将可能影响个体对中医药的认知、使用情况和认可程度。由此，形成研究假设三：社会政策支持对中医药院校大学生中医药文化认同有显著影响。

4.1.4 健康生活观念（Healthy Life Concept，HLC）

健康生活观念是一种个体价值观，作为个体的内在指导，表达个体认为可取的东西以及认为应该或不应该做的事情[114]，个体价值观对个体行为具有重要影响[115]。具体而言，健康生活观念是指将中医药的疾病预防、治疗等观念作为日常生活的指导思想。这种指导思想受特定的文化影响，建立在个体心理行为模式上。有研究指出，中医药不仅是疾病管理的资源，同时，将中医药纳入到个体的健康生活观念和健康实践能够表现其文化身份[116]。由此，形成研究假设四：健康生活观念对中医药院校大学生中医药文化认同有显著影响。

综上所述，本章将家庭文化背景、社会政策支持、校园文化建设和健康生活观念作为自变量，将由中医药文化认知（Cultural Cognition of TCM，CCTCM）、中医药文化情感（Cultural Emotion of TCM，CETCM）和中医药文化行为（Cultural Behavior of TCM，CBTCM）构成的中医药文化认同构念作为因变量，建立研究模型（图 4.1）。

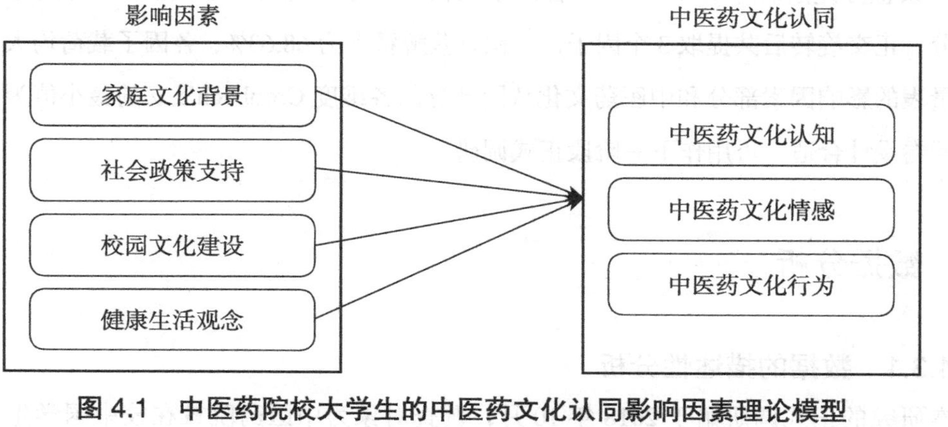

图 4.1 中医药院校大学生的中医药文化认同影响因素理论模型

4.2 研究设计

4.2.1 变量选取与研究设计

关于中医药文化认同影响因素的测量，研究小组先邀请某中医药大学 4 个学院共计 30 名学生，分批次进行访谈，并对访谈结果进行梳理和归纳，初步建立问卷题库。在此基础上，邀请 4 所高校共 6 名教师进行专家访谈，根据文献基础和专家意见提炼形成最终测项。对中医药文化认同水平的测量则采用 TCMCIS 量表。最终调查问卷由 3 个部分构成，第一部分为基本信息；第二部分为中医药文化认同影响因素量表，共 14 个测项，包括家庭文化背景（3 个测项）、社会政策支持（3 个测项）、校园文化建设（5 个测项）和健康生活观念（3 个测项）；第三部分为中医药文化认同水平量表，共 18 个测项，包括中医药文化认知（6 个测项）、中医药文化情感（5 个测项）和中医药文化行为（7 个测项）。问卷测项均采用五级度量：数字 1（非常不同意）到 5（非常同意）分别表示问卷所列测项与被试实际情况的符合程度。

4.2.2 预调研

研究首先在湖北中医药大学、江西中医药大学和南京中医药大学 3 所高校进行预调研，并收集调研对象对填写问卷的建议。预调研共发放问卷 400 份，实际收回 396 份，最终有效问卷为 389 份。

通过主成分法进行探索性因子分析提取公因子，按照特征值大于 1 的标准，采用最大方差法进行正交旋转。首先，在中医药文化认同的影响因素部分，正交旋转后共提取 4 个因子，累积方差解释率为 70.33%，各因子载荷均大于 0.5。其次，在中医药文化认同水平部分，正交旋转后共提取 3 个因子，累积方差解释率为 68.63%，各因子载荷均大于 0.5。调查量表的影响因素部分和中医药文化认同部分的各维度 Cronbach’s α 的最小值为 0.74，表明问卷设计合适，可用作下一阶段正式调研。

4.3 数据分析

4.3.1 数据的描述性分析

本研究的正式调研始于 2018 年 10 月，调查对象为中医药院校在校中国学生。根据我国行政区域的经济发展水平和院校办学实际情况，结合调研可行性，在每个区域选取一到两所具有代表性的中医药院校，对其在校大学生进行实地问卷调查。此次调研历时 4 个月，涉及全国共 9 所中医药院校，累计发放调查问卷 900 份，实际收回问卷 821 份，最终得到有效问卷 793 份，有效回收率为 88.11%，结果见表 4.1。男生填写数量为 283 份，占比 35.69%；女生填写数量为 510 份，占比 64.31%。被试年龄集中在 20~29 岁，占比 69.48%；其次是 20 岁以下，占比 30.52%，符合当前中医药院校在校学生的实际情况。

表 4.1 样本基本信息

项目	类别	数量	百分比（%）
性别	男	283	35.687
	女	510	64.313
年龄	20 岁以下	242	30.517
	20~29 岁	551	69.483
学历	专科	6	0.757
	本科	727	91.677
	硕士	60	7.566
学校	北京中医药大学	96	12.106
	福建中医药大学	92	11.602
	黑龙江中医药大学	87	10.971
	湖南中医药大学	89	11.223
	辽宁中医药大学	85	10.719
	南京中医药大学	93	11.728
	山东中医药大学	77	9.710
	湖北中医药大学	86	10.845
	云南中医药大学	88	11.097
宗教信仰	儒教	6	0.757
	道教	13	1.639
	佛教	47	5.927
	基督教	11	1.387
	伊斯兰教	4	0.504
	无宗教信仰	712	89.786
民族	汉族	736	92.812
	壮族	6	0.757
	回族	8	1.009
	苗族	9	1.135
	其他民族	34	4.288

4.3.2 信度和效度检验

中医药文化认同影响因素量表部分 4 个因子旋转后的累积方差解释率为 71.635%，中医药文化认同水平量表部分 3 个因子旋转后的累积方差解释率为 67.077%。各维度 Cronbach's α 值均大于 0.7，*CR* 值均大于 0.7，收敛效度 *AVE* 值均大于 0.5，问卷总体具有较好信度和效度（表 4.2、表 4.3）。

表 4.2 中医药文化认同影响因素的信效度

测量项目	Cronbach's α	组成信度 *CR*	收敛效度 *AVE*	区别效度				描述性统计量	
				HLC	*FCB*	*SPS*	*CCC*	均值	标准差
健康生活观念（HLC）	0.803	0.869	0.689	**0.830**				4.327	0.670
家庭文化背景（FCB）	0.759	0.858	0.669	0.029	**0.818**			2.855	1.007
社会政策支持（SPS）	0.824	0.857	0.666	0.338	0.150	**0.816**		4.119	0.707
校园文化建设（CCC）	0.900	0.911	0.671	0.261	0.205	0.464	**0.819**	4.024	0.745

注：对角线粗体数字为 *AVE* 的开根号值，下三角区域数字为各变量 Pearson 相关系数。

表 4.3 中医药文化认同水平的信效度

测量项目	Cronbach's α	组成信度 *CR*	收敛效度 *AVE*	区别效度			描述性统计量	
				CCTCM	*CETCM*	*CBTCM*	均值	标准差
中医药文化认知（CCTCM）	0.835	0.834	0.556	**0.746**			4.271	0.612
中医药文化情感（CETCM）	0.901	0.898	0.746	0.556	**0.864**		4.555	0.641
中医药文化行为（CBTCM）	0.838	0.846	0.483	0.580	0.426	**0.695**	3.950	0.669

注：对角线粗体数字为 *AVE* 的开根号值，下三角区域数字为各变量 Pearson 相关系数。

4.3.3 单因素方差分析

研究采用单因素方差分析了解不同人口统计学特征对中医药院校大学生中医药文化认同是否存在影响。将性别、年龄等 5 个因素作为自变量，中医药文化认同作为因变量进行数据分析，结果表明，中医药院校大学生的性别和年龄两个变量对中医药文化认同存在显著性影响，学历、宗教信仰和民族 3 个变量没有通过显著性检验（表

4.4）。其中，女性的中医药文化认同水平较男性更高（$M_{\text{女}}=4.241$，$M_{\text{男}}=4.092$；$SD_{\text{女}}=0.461$，$SD_{\text{男}}=0.645$），20 岁以下大学生的中医药文化认同水平较 20~29 岁大学生更高（$M_{20\text{岁以下}}=4.285$，$M_{20\sim29\text{岁}}=4.145$；$SD_{20\text{岁以下}}=0.510$，$SD_{20\sim29\text{岁}}=0.546$）。

表 4.4　不同人口统计学特征的中医药文化认同方差分析

项目	类别	均值 ± 标准差	*F* 值	*D* 值
性别	男（*n*=283）	4.092 ± 0.645	14.119	<0.001
	女（*n*=510）	4.241 ± 0.461		
年龄	20 岁以下（*n*=242）	4.285 ± 0.510	11.534	0.001
	20~29 岁（*n*=551）	4.145 ± 0.546		
学历	专科（*n*=6）	4.333 ± 0.525	0.318	0.728
	本科（*n*=727）	4.185 ± 0.534		
	硕士（*n*=60）	4.217 ± 0.592		
宗教信仰	儒教（*n*=6）	4.282 ± 0.519	0.497	0.779
	道教（*n*=13）	4.243 ± 0.619		
	佛教（*n*=47）	4.250 ± 0.510		
	基督教（*n*=11）	4.140 ± 0.583		
	伊斯兰教（*n*=4）	4.500 ± 0.630		
	无宗教信仰（*n*=712）	4.181 ± 0.539		
民族	汉族（*n*=736）	4.188 ± 0.539	0.768	0.546
	壮族（*n*=6）	4.179 ± 0.838		
	回族（*n*=8）	4.135 ± 0.486		
	苗族（*n*=9）	3.932 ± 0.727		
	其他民族（*n*=34）	4.278 ± 0.418		

4.3.4 结构方程模型分析

1）模型拟合效度

根据数据的拟合结果（表 4.5），对比参考值，此次实际数据与建立的研究模型的拟合度效果较好，适合进行下一步路径分析。

表 4.5 研究模型拟合优度指标结果

拟合指标	指标值	判断标准
卡方值（*CMIN*）	1 089.417	
自由度（*df*）	311	
卡方与自由度比值（*CMIN/df*）	3.503	＜5
渐进残差均方和平方根（*RMSEA*）	0.056	＜0.08
比较适配度指标（*CFI*）	0.931	＞0.90
Tucker-Lewis 指标（*TLI*）	0.922	＞0.90
标准化残差均方和平方根（*SRMR*）	0.057	＜0.08

2）路径分析

综合以上信度分析、效度分析和拟合指数结果，研究将正式调研的样本数据导入 Mplus7.4 进行分析，得到各因素间影响作用机制路径图（图 4.2）。

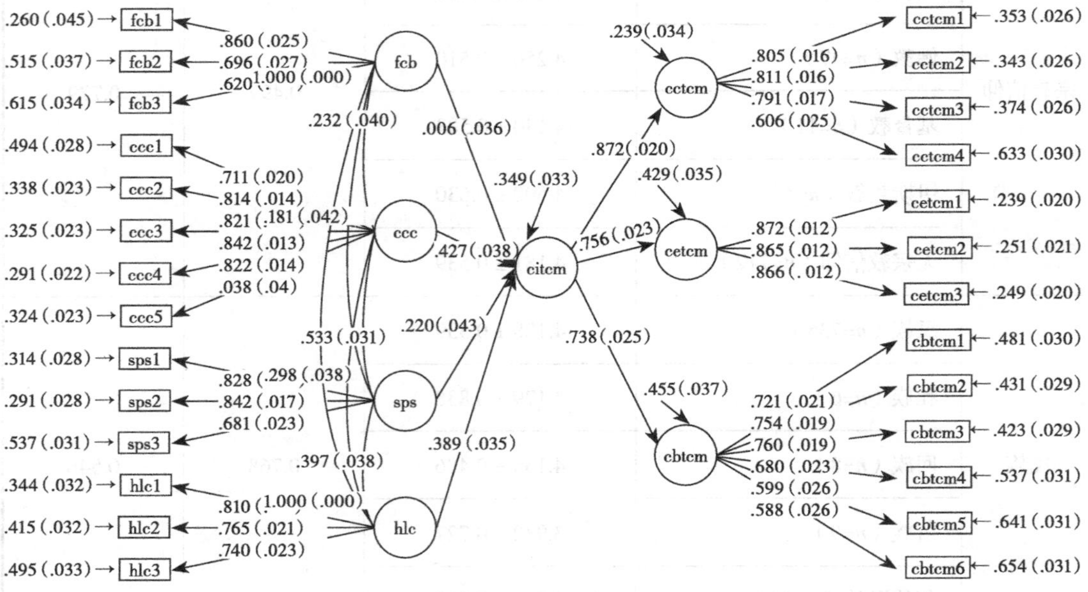

图 4.2 中医药院校大学生中医药文化认同影响因素模型路径系数图

根据路径系数（表 4.6），假设二、假设三和假设四通过检验，即校园文化建设、社会政策支持和健康生活观念对中医药院校大学生中医药文化认同具有显著性影响；假设一未能通过检验，即家庭文化背景对中医药院校大学生中医药文化认同没有显著性影响。

表 4.6　中医药文化认同影响机制路径分析及研究假设

路径				标准化路径系数	标准误	*T* 值	*P* 值	对应假设	显著性
r_1	家庭文化背景	→	中医药文化认同	0.006	0.036	0.165	0.869	假设一	不显著
r_2	校园文化建设	→	中医药文化认同	0.427	0.038	11.312	0.000**	假设二	显著
r_3	社会政策支持	→	中医药文化认同	0.22	0.043	5.078	0.000**	假设三	显著
r_4	健康生活观念	→	中医药文化认同	0.389	0.035	10.964	0.000**	假设四	显著

注：** 表示 $P < 0.01$。

4.4　结论与讨论

首先，中医药院校大学生中医药文化认同水平整体较高。不同性别、年龄的中医药院校大学生的中医药文化认同水平存在显著差异。需要说明的是，年龄较大的大学生认同水平反而相对较低。研究认为，造成这种差异的主要原因或许是高年龄段的学生通常面临就业问题，而实际访谈过程中发现部分学生脱离原专业，从事与中医药关联度较低的行业，相应的中医药文化行为测量得分较低，从而导致中医药认同水平相对低。因此，教育管理者需要注重加强古籍经典和传统文化对学生的持续教育与影响，在重视低年级学生认同教育的同时，也不能忽略对高年级学生的认同教育。目前，学生自小学到高中前期教育普遍缺乏传统思维训练，使得中医学生进入高等中医药院校后，直接陷入古今、中西的文化旋涡之中。以中西医结合为核心思维的现代中医教育模式，虽不乏坚实的科学知识与思维架构，但对传统文化背景的深切认识，便往往付之阙如[13]。事实也证明，在这种教育模式培养出的中医药人才身上，传统文化的特质体现并不明显。这一情况也不利于中医药文化认同的社会构建。

其次，家庭文化背景对中医药院校大学生的中医药文化认同没有显著性影响。这一结论与目前学术领域的研究结果存在差异，造成这种差异的主要原因可能有两点：一是问卷设计虽合适但本次调查的对象在该变量实际数值较低，得分情况确实客观反映家庭文化背景现状；二是中医药文化本身的特殊性，中医药文化是建立在独具特色的东方哲学思维的基础之上，这种思维方式是长期潜移默化形成的，需要家庭在青少年时期进行引导教育。而实际调查结果表明，大多数学生在家庭教育环节极少接触到中医药书籍或者受到相关中医药的影响。

最后，社会政策支持、校园文化建设和健康生活观念对中医药院校大学生的中医药文化认同存在显著性影响。其中，校园文化建设的影响作用最大，其次为健康生活观念和社会政策支持，这与社会化理论相符。中医药院校大学生的中医药文化认同的形成与强化是一个多方面、多层次共同作用的结果，需要多方共同努力。因此，在中医药院校大学生的中医药文化认同教育过程中，相关工作者在积极推动校园建设的同时，也要充分认识到家庭和社会的作用。中医药院校要充分重视中医药文化对中医药事业发展的引领作用，将中医药文化建设与教育工作结合起来共同推进，从不同方面建设具有中医药特色的校园文化，使学生在日常生活和学习中受到中医药文化的熏陶，改变自身思维模式和精神面貌，认知中医药文化的特征并认同中医药文化，为其职业成长打下坚实基础[68]。与此同时，家庭要积极营造中医药文化氛围，进行有效的引导教育，鼓励学生参与中医药文化相关的培训、阅读活动；社会要积极宣传推广中医药，便利中医就医环境，鼓励中医药消费行为，支持中医药的创新应用。由此形成合力，持续构建和巩固中医药院校大学生对中医药的文化认同。

第5章 历史叙事与媒介文化表征对中医药文化认同的影响分析

5.1 历史叙事对中医药文化认同的影响

5.1.1 对历史叙事的理解

历史叙事理论属于历史学理论体系中的重要内容。所谓历史叙事，是指将特定的事件集按时间顺序纳入一个富有意义的、能为人们理解的语言结构的活动过程[117]。通过对人、物、事件进行重新建构整合历史事件、情节结构及意义，告诉人们怎样思考事件，赋予对这些事件的思考以不同的情感价值及认同。根据 Rüsen 在其研究中对历史的解读，历史是人类为了理解和把握现在、预见期望未来而用以诠释过往经验的那些文化实践的方式、内容、功能的集合。历史过往的人、物、事件蕴涵了人类社会发展过程不同时期所创造与积累的物质财富和精神财富，形成了相应的物质文化、制度文化及心理文化。所以，从这一角度而言，历史叙事也可以称为“历史的文化叙事”。历史文化经由“故事叙事”的方式得以传播。

现实世界中发生过的或者是历史文献中所记载的真实发生过的已然事件都是历史叙事的对象及内容。因此，在历史叙事过程中，一面是现实，即历史上存在过的人、发生过的事以及在事件发生过程中人的思想；另一面是象征性符号，即对这些事件集的记述和描写。如此，前者属于历史事实范畴，后者则属于历史叙事范畴。在后一范畴下，历史叙事所要做的是，将某种类型的情节和叙事模式施加于事件序列之中，通过对一些因素的选择性强调和赋予其特殊地位，而将事件序列转化为某种意义模式。这种意义模式就体现在历史叙事话语的符号结构中，而那是任何对这些事件的原原本本的表现都无从产生出来的[118]。

5.1.2 历史叙事的真实性与合理性

历史叙事的真实性在于实在历史与叙事历史的一致性问题，即符号是否准确反映事实。历史叙事的合理性则在于叙事历史与当代价值的一致性问题，即符号是否恰当反映文化价值。

如 White 的诗性逻辑叙事理论所面对的质疑一样，历史叙事不能片面放大言语文字符号的修饰和比喻功能而脱离实在历史，情节化的处理并不意味着对历史人、物、事的任意修饰、裁剪[117]。历史叙事有建构化的成分、有符号化的处理，但这种建构和符号化必须基于尊重历史事实的原则，必须秉持对历史传统尊重和虔敬的心态，进行理解性的价值重构。因此，合理的历史叙事在满足了真实性原则的基础上，应该是一种涉及文化价值判断、基于时代价值合理性立场下的文化认同构建活动，而非仅限于对已经沉寂的过去的简单描述记载。正如张云飞在其研究[119]中指出“历史叙事是对历史事件和历史过程的认识，它不可能完全是主观的，也不可能完全是客观的，而是‘移入’和‘改造’两个方面的产物”。历史叙事要求把“时间次序”的真实性与“当代价值”的合理性进行统一，同时沿着历史现实的客观性分析路径和文化价值的现代性分析路径展开。

5.1.3 历史叙事对中医药文化认同影响

叙事是建构认同的主要手段[120]。叙事认同理论中所主张的“认同”实质上就是一种“叙事”，代表了历史叙事对中医药文化认同的影响机制。这种叙事是一种其“情节”能够根据认同的构建需要而被重新“组织和诠释”的过程。作为一种建构性的叙事，中医药文化认同的构建对情节的遴选通常围绕着与“过去”的关系来展开，即通过对中医药的历史事件和文化特质进行叙事性的重构来实现文化认同的转换。

可以说，在新时代背景下采取何种知识立场和情感态度、运用怎样的叙事原则及模式，展开中医药历史文化叙事对中医药文化认同的构建和加强具有重要的意义。作为中华民族传统经典文化代表之一的中医药文化在人文知识领域中同样涉及人们的认知信念、情感判断与价值选择。当代中医药历史文化叙事需要利用特定的符号处理和转换，如普世化、大众化的言说方式，以表达人文意义上的信仰、认同等价值情感，最终同时取道于理性知识立场和共情式的理解立场，通过还原式叙事和拟情式叙事等方式来影响中医药文化认同，力求充分揭示和反映中医药文化的精神意蕴，实现民众与中医药文化的共情和共鸣。

通常对历史文化的考察和研究有赖于对文献典籍、遗迹及事件的发现与阐释。反映中医药历史文化的人、物、事等集合同样大量存在于各名著经典与文献之中。中医药历史文化的还原式叙事通过对这些文本的还原性处理以求客观真实，对探求和推论中医药历史的真实与内在意义，具有重要的文化价值。这是传统理性知识立场下的中医药历史文化叙事。

然而，值得注意的是，历史本身大于有限的文本，历史并非仅是逝去的“故事”，更是一种与现代具有时间跨度的、人们的生活场景与人际交汇的生活世界，以及寻求生活意义的不同的精神世界[121]。唯有在当代价值合理性立场寻求中医药历史文化的精神和社会意义，才能增强中医药文化认同和文化自信。因此，新时代下中医药文化认同的构建和加强，要求在对中医药历史的“共情式理解”中叙说出中医药的当代文化精神和本真价值，从而建立起历史事实与当代价值之间的文化逻辑。

中医药历史文化叙事需要进行共情式理解的价值解读与重构，通过叙事时的想象性移情介入，突破纯粹的理性知识立场，同情式地去察知、理解和表达那个历史年代的中医药人、物、事，以使得人们可能体会彼时社会里中医药文化主体的主观精神世界和行动原动力，产生一种共情式的能够达至此时的生活体验和文化共鸣，从而促进对中医药文化的认同。

中医药历史文化拟情式叙事涉及价值的诠释、符号的定位、载体的选择等。首先，在历史叙事的素材方面要取舍叙事的内容，选择易被当代受众所理解的叙事素材，遵循世俗化原则，贴近民众实际生活，由浅入深、由易到难、由简到繁、由具体到抽象。其次，在历史叙事的情节化处理方面，要通过对中医药历史人、物、事的整合与编排，使纷繁远久的中医药历史事件呈现为一系列完整的叙事故事，而这种情节能够重新阐发出新时代背景下中医药历史文化的真意和精神价值，并为现实生活世界提供一个深厚的意义支撑，为中医药文化认同的构建和提升创设情境。

总而言之，中医药文化认同的构建和提升是发展中医药文化的根基，是中医药事业前进的保障。中医药文化经由符号和规范来表达，中医药文化认同经由认知、情感与行为来表现，其动态性特征决定了在不同情境下中医药文化认同会显现出不同的变化程度[43]。我们既要关注中医药文化认同的事实性特征，又要甚至更应重视其建构性特征，尤其是在全球化的新时代语境下影响中医药文化认同的因素更加复杂。媒介多元、信息爆炸、受众对象跨世代与年轻化等，都要求我们必须突破单一的理性立场下的还原式叙事方式，充分遵循文化认同的互动性和建构性特征，积极尝试共情立场下的拟情式叙事方式，以更加生动持久地阐发出中医药文化的意义与精神价值，构建、巩固和增强民众的中医药文化认同水平。

5.2 媒介文化表征对中医药文化认同的影响

5.2.1 对文化表征的理解

Hall 在其一系列的文化研究中以“representation”（表征）概念为核心，吸收借鉴了结构主义语言学、文化符号学及权力话语理论等，进而形成了系统的文化表征理论。至今，该理论在文化研究领域内仍具有重要影响和地位，有学者甚至指出文化研究所涉及的一系列问题都可以围绕“表征”概念及其理论进行论述和表达[122]。从理论基础的角度看，表征概念基于有关语言、意义与世界之间关系的结构主义、反本质主义和历史主义阐释；从分析旨趣的角度看，表征概念强调“文化研究”中的意义生产和意义流通问题，着眼于“文化符号”介入现实生活的功能[123]。

文化表征理论对表征的界定和理解突破了哲学认识论范畴中的“表象”“代表”“再现”等单一概念，其更加强调表征所扮演的文化建构作用。自此，文化表征所关注的就远非是现实表象问题，而更注重的是对表象的深层意义进行表征阐释，始终关注文化意义是怎样被建构、流通和认同的，在哪些环节、以哪种方式得到转化和更新[124]。在关于事物文化意义的来源方面，Hall 强调事物本身没有意义，其意义是经由语言的运作而产生和建构的。因此，作为一种文化实践活动，文化表征所建构的意义并非仅存在于事物之中，而是取决于表征实践者对两个系统的运用，即用以表征历史人、物、事的概念系统，以及广义语言符号系统的运用。在第一个系统中，客观对象即人、物、事经过心理表象成为人们头脑中的概念图；在第二个系统中，这些概念图经过符号系统产生可以沟通和分享的意义。

总之，本书将文化表征理解为一个将事物、概念、符号相互连接，实现文化价值及意义的生产、流通的过程，其具有表意实践和文化认同构建之功能。文化表征实践既包括前文所述的历史叙事，又包含媒介的文化表征活动，见图 5.1。其中，历史叙事属于一种基于时间、地点、人物、事件的反映，从而形成一系列概念体系，其更加偏向于 representation 的“再现”含义；媒介文化表征则是将历史叙事形成的内容或所谓的概念体系借助媒介系统与一系列符号相结合，通过再符号化完成概念到意义的过程，其多作 representation 的“表征”理解。从文化表征过程的两个系统来看，历史叙事同样生产意义，是文化表征的方法。此外，由于媒介作为现代社会最重要的符号系统，故媒介文化表征则是文化表征的方式或途径。

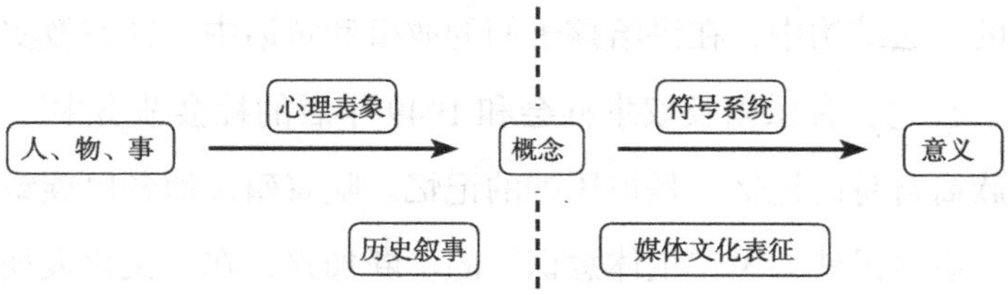

图 5.1　文化表征的过程

5.2.2　文化表征的特质与接合理论

文化表征所指涉的内容，是符号文本本身呈现给我们对世界、对现实生活直观的反映，同时诠释出文化表征在文本背后所彰显出来的权力意识问题、意识形态问题、认同主体性问题等。这些问题都是文化表征所赋予的现实意义。

接合理论（Theory of articulation）是 Hall 建构其文化表征理论最重要的支撑点和理论来源。它所指涉的就是不同要素之间的连接并形成统一体，具有表达和接合的双重意义，不仅指涉“表达”“说出”“阐发”和“表述”等文化意向，还指涉“接合”“连接”和“环扣”等文化意向。就其本质内涵而言，接合理论是对现实社会中不同要素之间通过文化表征进行“意义”争夺的一种理论。由此可见，“意义就成了一种社会生产，文学文本、社会文本以及文化文本并不是意义的源泉，而是各种不同意义为了特定的社会利益而在特定的语境中生产出来的一个场域”[125]。就接合理论的本源性特质而言，接合理论所体现出的“接合”“解接合”“再接合”表征为一种动态的有机统一体。这种接合的过程是一种暂时的、松散的、临时的状态。文化表征所呈现出来的各种社会意义不是固定不变的或者具有必然的本质，一切都在运动中，处于未完成状态。

作为后殖民理论最重要的代表，Hall 在 20 世纪 90 年代对“表征”理论和“表征”理论彰显出来的文化意义作出了独到的见解，并深刻地影响了人们对后殖民文学理论中“接合理论”“族裔散居理论”“文化身份认同理论”以及“差异的政治”和“表征的政治”等主题特质的认识，提升了表征理论以及文化表征的文化内涵。

其中，接合理论在后殖民文学中所体现出来的文化意向和意指实践是极为丰富的。在一些加勒比海等少数族裔的文学作品中，牙买加和加勒比海是作家笔下永远都不可忘却的记忆。这些记忆尤其印刻在殖民时期，这些记忆永远都是沉默的“他者”，是无言的，不可能发声的，也不被允许发声的“他者”。而这些记忆却永远存在，存留在“奴隶区的日常生活和习惯中，在种植园的语言和庭院中，在名字和往往与词类无关的词语中，在言说其他语言的秘密的句法结构中，在讲给孩子们的故事和童话中，在宗教实践和信仰中，在精神生活、艺术、技艺、音乐以及奴隶社会和 1949 年后的社会节奏中”[126]。这些记忆是加勒比海等少数族裔自身的记忆，是被压抑的记忆。随着殖民地各民族纷纷独立，后殖民文学的不断兴盛，后殖民地人民“主体意识”的不断加强，在“文化表征”视野下的牙买加和加勒比海地区以及文学作品中呈现出一种前所未有的文化繁荣景象，体现出牙买加和加勒比海文学的独立性、自主性。

透视“接合理论”背后所蕴含的“文化表征”和“反表征”的“意义”，方可揭示出西方强权话语权力的面纱，用更加积极、阳光的心态有效地表明或证实自己身份所呈现出来的“意义”。这种“文化表征”在殖民时期和殖民后或后殖民时期所诠释的主题即使是一样的，但是所蕴藏的文化内涵却是截然不同的，甚至是相反的。这正是文学作品在文化表征的透视中表达的“解接合”“接合”“再接合”这种动态的、未完成的过程。这种过程看似简单，其实呈现给我们的、表征给我们的确实更为复杂，更加发人深思。从更深层的角度讲，这个过程其实就是一场无硝烟的斗争场域。在这种场域中“接合”和“关联”着少数族裔文化的在场、欧洲文化的在场，以及新世界“杂交”文化的在场，它们每天、每一个时刻都在上演着为争夺文化话语权的故事。这正是文化表征带给我们“文化多棱镜”和“文化马赛克”的景观[127]。

5.2.3 媒介文化表征对中医药文化认同影响

表征是文化实践中产生的价值观念和文化意义在符号领域流通的途径，是社会个体形成认同的符号资源[123]。在 Hall 的文化表征理论中，文化也被视作一种实践、一个过程，它涉及意义的给予与获得[128]，即意义的生产和流通。中医作为一种实践医学，其文化是中医药发展过程中创造并积累的物质财富和精神财富的总和，文化价值和意义重大、影响深远。而这种文化价值和意义怎样才能在新时代背景下被更有效地阐释、表征、传播和分享是中医药事业持续发展面临的关键问题。中医药文化的表征及效果对构建和提升中医药文化认同具有重要的影响作用。

文化表征实践一贯强调对现实记号、符号和叙事的分析利用，而正是由于现代社会所拥有的各种文化表征媒介，尤其是大众媒介、网络媒介，表征实践者才有可能把在历史中创造和积累的各种文化意义和价值观念通过叙事创新与符号整合利用等表征实践进行再生产、再表达和再流通。在本书中，媒介文化表征是指通过媒介实现文化的表征的活动。它把“此时”已经具有文化意义的事物（已经过历史叙事的内容）通过媒介符号的作用“转换”（再符号化）到文化文本之中，从而在符号领域重新产生、创造和流通来自历史生活的文化意义与价值观念[123]。如果说中医药文化历史叙事解决的是如何将中医药文化的特征和事项“真实”“客观”“恰当”地传承、整理和情节化，那么，中医药文化的媒介表征则解决的是通过什么样的媒介、采用什么样的方式，对中医药文化历史叙事内容进行再呈现。

尽管曾经有少数研究证实了中国传统文化的表征与中华民族认同具有显著的正相关关系[129]，但总体上由于国内外文献中仍普遍缺乏信效度较好的文化表征的测量量表，以及中医药文化表征测量的复杂性和难度，最终考虑到研究的合理性和可行性，下面将主要利用文献研究法，基于文化循环模型来分析媒介文化表征对中医药文化认同的影响过程和机制。

文化循环由 Hall 等人在研究文化实践在社会生活中是怎样发挥重要作用时提出[130]，是指文化在生产流通的过程中经历了规范（Regulation）、表征（Representation）、生产

（Production）、消费（Consumption）和认同（Identity）5个阶段，各个阶段和环节间相互作用而构成一个循环的封闭回路[131]。Hall用一个索尼随身听的案例展示了文化表征是如何贯穿于这5个环节中的。Hall通过案例分析发现，索尼随身听成功利用视觉符号通过广告将自身表征为时尚、健康、互动、前卫的物品，努力建立与年轻人生活方式和观念的共鸣以寻求价值的认同。这一表征实践，一方面反映了彼时社会中已经形成的某种亚文化认同，另一方面也在利用表征的形式来构建或强化这种文化认同。

随身听的文化意义是如何获得的？意义不可能简单地在事物本身来寻找。它通过文化活动实践来实现，即在具体的文化实践中用大家共享的语言等符号系统来描述。而表征是通过这一符号系统来建构意义的文化实践活动，随身听的意义也是通过表征策略形成的。Hall总结了4种主要表征策略："其一，沿着我们所说的意义链，将现有的意义从我们已经知道的意义扩展到新意义；其二，一个物体的意义通过与不同的谈论和语义网络相联系而得到扩展；其三，强调随身听与其他物体之间的相似与差别来给其定性；其四，通过将随身听与晚期资本主义相联系的主要话题相结合来产生意义。"[132]以广告为例，广告宣传既是一种表征性的实践活动，也是一种商业活动，广告是劝说人们购买、促进销售从而最大限度地创造利润的手段。因此，广告要吸引人就必须与产品所积累的意义相衔接，而且必然在消费者与产品意义之间建立认同。那么，广告是如何来对随身听进行表征而构建意义的呢？Hall发现随身听的广告用冲击力很强的视觉语言展示其魅力，努力将自身表征为健康、时尚、流动性、前卫性的物品。例如，随身听广告在努力寻找与年轻人的价值认同。因此，广告一面反映了我们这个世界已经形成的文化认同，另一面也在利用表征的形式来构建或强化文化认同[124]。

值得一提的是，由于媒介的中医药文化表征实践涉及中医药文化意义的生产、流通和效果产生，根据文化循环模型，这一文化表征实践对中医药文化认同的影响同样可能表现在规范、表征、生产、消费和认同5个方面或环节（图5.2）。

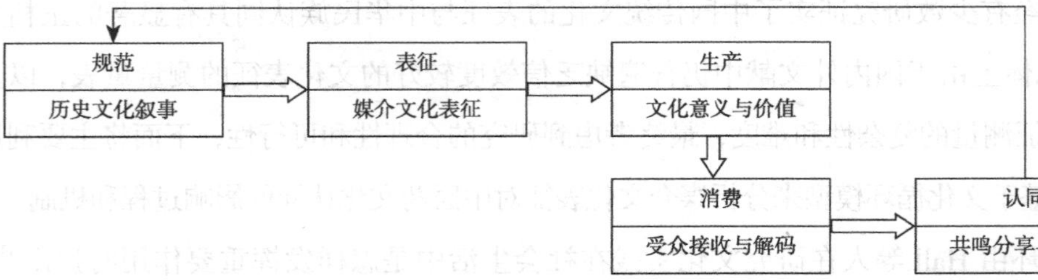

图5.2 基于文化循环的媒介表征对中医药文化认同的影响过程

作为文化表征方法，历史叙事通过还原式叙事与拟情式叙事呈现中医药历史面貌和情节，形成其文化事实和价值规范（规范阶段）；而媒介表征作为文化表征的主要途径或方式，通过各种媒介形式的再符号化处理实现中医药文化历史叙事内容的转化（表征阶段）；这种转化再呈现、再生产的是符合时代特征及发展要求的中医药文化意义和价值观念（生产阶段），其能与受众共情互动，易于受众接受及理解（消费阶段）；在意义与价值被受众解码之后转化为他们的意识（认知、情感）和行为，促成互相间的分享及参与实践，实现中医药文化认同（认同阶段）。在后两个阶段中，受众具有解码者和编码者双重身份，其解码后的再编码使得中医药文化空间的层次更加丰富。尤其是凭借着近年来新媒体以及媒介融合对人们生活的广泛渗透和活动空间的深度嵌入，代表着中医药文化意义和价值观念的相关内容可被轻易渗入到民众生活实践中，同时人们又能够以媒介为中介力量，通过中医药文化实践创造更为丰富的中医药文化叙事，并最终也会为未来中医药历史文化叙事提供最佳素材[133]。至此，即从认同阶段回到规范阶段，完成了中医药文化的媒介表征循环对中医药文化认同的影响。

总之，媒介文化表征通过广义语言符号系统言说或代表中医药文化事实和价值规范，采取系统的信码或符码，生产或增值与这些事实和规范相关且易于受众接收理解的文化意义和价值观念，促进受众对中医药文化的共鸣互动、流通分享，构建和增强中医药文化认同水平。在媒介文化表征过程中，如果说通过传统大众媒介的中医药文化表征实践遵循的是“推式”逻辑下的“历史叙事 – 媒介表征”路径，展现的是一种“真实 – 再现”的框架，那么借助新媒体或媒介融合的中医药文化表征实践则遵循的是“推拉结合”逻辑下的“媒介表征 – 媒介融合”路径，呈现的是一种“再现 – 参与”的框架。这两个框架最终构成了中医药文化表征实践的全景。

第6章

中医药文化认同的构建和提升

6.1 中医药文化认同构建和提升的科学传播理论基础

6.1.1 科学传播的含义和特征

所谓科学传播（Science Communication），是指科学信息生产者、媒体、政府和普通公众等借助一定的方法和媒介，针对科学内容、科学方法、科学思想、科学精神及科学价值等进行双向或多向交流的过程。研究普遍认为，科学传播的发展经历了早期的传统科普、公众理解科学和现代科学传播 3 个阶段[134][135]。

在传统科普阶段，基于所谓的国家立场，其特征被概括称为“中心广播模型”，强调科学是“神圣的”，科学主体具有绝对的权威性。该阶段的科普活动在信息流向上表现为典型的由上往下的灌输，在内容上偏重具体知识和技术，少有其他，如科学方法与过程等。

在公众理解科学阶段，基于科学共同体立场，其特征被概括称为“欠缺模型”，强调受众对象欠缺科学素养、无法处理晦涩的科学概念而不支持对科学的投入和发展。该阶段的科学传播活动更加注重通过提高公众的科学素养，以促进公众支持科学事业。由此认为，科学信息从科学共同体向公众流动需要充分依赖和发挥中间媒介简化科学信息的重要作用。

在现代科学传播阶段，基于人文立场，其特征被概括称为“对话模型”，强调公众态度和公众话语权的重要性。该阶段的科学传播活动表现为科学传播主体与受众的多元化。由此认为，科学信息的流动应从公众被动接受的单向过程转化为公众全面参与，公众应与科学传播主体相互交流互动，形成一种双向对话的过程。

根据以上 3 个阶段演进特征的梳理，科学传播可以作广义和狭义两类理解。广义上的3个阶段都可以被统称为科学传播，而狭义上，科学传播专指采取“对话模型”的第三个阶段，其在传播主体、传播内容、传播媒介和传播模式上都有所不同。至此，科学传播打破了传统的以国家或科学共同体为立场的局面，开始表现出科学与人文的交融。在狭义范畴下理解科学传播，其特征包括以下 3 个方面：

第一，科学传播以“普及科学知识、提倡科学方法、传播科学思想、弘扬科学精神”为己任，以提高公众科学文化素养为宗旨。科学传播不仅强调科学对社会物质文明的推动作用，尤为强调科学对社会精神文明的推动作用，被界定为一种文化建设活动。

第二，科学传播不但要将科学作为一种专门知识，而且作为一种文化在全社会传播和全方位互动，要促进科学文化和人文文化的交融。站在科学传播的角度，历史、哲学和文学等都应该进入科学传播范畴，成为科学传播工作的人文基础。通过科学传播使全社会关于人类社会发展获得一种整体性的观念[136]。

第三，科学传播倡导多元、系统，开放、互动，融合、创新。其中，多元、系统是指科学传播表现为主体多元、系统规划；开放、互动是指科学传播的内容开放以及体验互动；融合、创新是指科学传播的媒介融合与技术创新。

6.1.2 科学传播理论的基本问题

概括而言，科学传播理论主要关注和研究科学传播过程中的传播主体（谁来传播）、传播内容（传播什么）和传播模式及机制（怎样传播）等问题。

1）科学传播的主体问题——“谁来传播”

关于“谁”来传播科学信息和科学知识一直以来都是科学传播所关注的重要议题。在传统科普阶段，科学传播活动的主体是政府，一般表现为为维护社会安定和促进国家发展，政府主导并推动实施，科学共同体及科学组织机构服从国家、政府需要进而配合参与，即所谓的“国家”立场。1985 年，英国皇家学会发表的《公众理解科学》报告标志着科学传播活动进入到公众理解科学阶段。此时，科学传播活动的主体是科学共同体，一般表现为为获取社会公众对其所在领域科学事业的支持，科学共同体积极利用传统媒体实现科学信息和科学知识的传播扩散，从而解决公众由于欠缺科学素养、不了解科学而不支持对特定领域科学的投入的问题。可以说，在这一阶段科学共同体是从自身利益出发，其作为科学传播活动主体的角色越来越凸显。

当科学传播活动进入到现代科学传播阶段，传播的主体更加复杂多样，表现为科学传播主体的“多元化”“去中心化”特征。科学传播的主体既包括科学共同体、政府，又包括媒体、大众等[137]。尤其是在媒介技术变革和媒介融合趋势下，科学传播活动主体的集中性逐渐消解，呈现出“对等网络”特征，每一方既作为传者又作为受者存在于科学传播系统中。

在科学传播的主体中，科学共同体是指遵守同一科学规范的科学家所组成的群体，进行内部传播以及向公众传递科学信息和科学知识；政府是通过制定科学传播政策和调动社会资源，建设科学传播活动基础设施，调控国家科学传播活动；媒体在科学传播活动中既是渠道平台，又是主体之一，尤其是专业科学媒体；公众除了作为科学传播的主要对象外，凭借着自媒体已然成为现时社会重要的科学传播主体力量，通过自媒体平台，某些公众能够便捷、不断地向其他对象输出科学信息和知识。值得一提的是，在科学传播“对等网络”

中，现代科学传播活动中各主体的角色和作用各有不同[138]。其中，科学共同体依旧是重要的传播主体。科学共同体具有足够的科学知识储备，无论是面对政府或公众都保持着专业权威性，借助自媒体，科学共同体更是拥有了专属的信息发布平台和渠道，其传者地位依然稳固。政府作为传统的科学传播主体，其受者角色得以加强。政府在政策制定过程中，既参考专家意见，又能够及时了解公众的需求和疑问，将公众意见作为重要参考。在科学传播活动中，政府由原来的单向指令式计划部署转为互动倾听式统筹规划。传统媒体在现代科学传播活动中仍能发挥一定专业优势，但传播主体地位有所动摇。传统媒体在科学信息加工和信息处理上依然具备优势，能够更专业地将从科学共同体和政府获得的科学信息和内容进行整合转换，以更丰富、生动和直观的表现方式进行科学传播。因此短期内传统媒体不会被自媒体取代，但未来融合媒体更适合作为科学传播的主体参与者。

2）科学传播的内容问题——“传播什么”

关于传播什么样的科学信息和科学知识是科学传播所关注的另一个重要议题。在传统科普阶段，科学传播的主要内容仅与对象性的科学本身的事实和知识内容直接相关，被称为一阶传播内容。随后，伴随着一些人类科学技术及活动的负面影响和争议的出现，人们逐渐加强了对科学与社会、科学与自然、科学与人类关系的审视。因此，当进入到公众理解科学阶段特别是现代科学传播阶段，科学传播开始增加了与元层次科学的思想、方法、过程、社会影响等相关的内容，即被称为二阶传播内容[139]。

现有研究[137]指出，科学传播不但要将科学作为一种专门知识，而且还要作为一种文化在全社会传播，要站在科学传播的角度，将相关的历史、哲学和文学等纳入科学传播范畴，通过科学传播内容的全方位互动促进科学文化和人文文化的交融，使全社会对人类社会发展获得一种整体性的观念。

因此，在现代科学传播阶段下，科学传播不同于一般的信息和知识传播，它不只是仅涉及“科学”所属的自然科学领域，也不是仅只涉及“传播”所属的社会科学领域，它特别体现出自然科学与社会科学的渗透、科学精神与人文精神的融通。科学传播的内容除了一般的科学知识外，还包括科学精神、科学文化、科学方法等抽象的内容。这就区分了与以往的传统科普的差别，是实现现代科学传播阶段下互动和反馈的前提。至此，现代科学传播的内容决定了科学传播不仅强调科学对社会物质文明的推动，更凸显了科学对社会精神文明的促进作用，从而被视为一种重要的文化建设活动。

中医药在历史发展进程中，兼容并蓄、创新开放，形成了独特的生命观、健康观、疾病观、防治观，实现了自然科学与人文科学的融合和统一，蕴含了中华民族深邃的哲学思想[140]。理解和掌握正确的中医药知识、中医理念和思维，是把握中医药文化传播内容的重要组成部分，既是中医药文化事业发展的必要条件，也是发展的必然成果。尤其是近年来在大健康趋势下，人们的健康信念开始发生变化，传统医药及其蕴涵的生活方式、哲学内涵、价值思维和社会、自然的相互影响要求中医药文化传播有更丰富的内涵。其不仅需要传播中医药知识，也要传播中医药精神，传播中医药所蕴含的生活方式、哲学内涵和价值思维。

3）科学传播的模式及机制问题——“怎样传播”

在对待科学传播理论问题时，既要关注“科学”也要关注“传播”，既要重视科学传播的内容也要把握科学传播的过程。研究科学传播是怎样传播的将会涉及科学传播的模式及机制问题。

所谓机制是指各要素之间的结构关系和运行方式，机制是以一定的运作方式把事物的各个部分联系起来，使它们协调运行并发挥作用。那么，科学传播的机制是指科学传播活动过程中各个环节和要素之间相互联系和作用的关系及其功能。这些结构关系和运行特征通常可以由科学传播模式来概括反映。伴随着科学传播 3 个阶段的演进，科学传播的典型模式包括权威解说模式、传播连续区模式、互动模式和网络模式[134][141]。

（1）科学传播的权威解说模式

这一模式的特点是“单向线性”，其代表了传统科普阶段和公众理解科学阶段下科学传播的机制。该机制下，媒体在科学共同体与公众之间作为中介架起桥梁，运用精简的专业语言描述科学知识并传播给公众。其运行特征表现为：第一，科学传播过程是开始于科学流程结束之处，一旦科学知识完成，知识就会以一种简化的形式传播，传播的内容是完善、现成的科学事件和科学成果，公众只能“服从”于科学的权威，在面对科学传播的内容时是被动接受的；第二，在科学传播过程中，媒体仅是一个没有任何倾向的节点，能够尽量精简、无偏见地将科学知识进行扩散。

（2）科学传播的传播连续区模式

在权威解说模式之后，曾有研究认为该模式假定成把客观知识有组织、有系统地传达给大量、模糊和没有主见的受众的过程。但从对科学知识的接近程度和兴趣大小来看，受众可分为很多团体，并不能一概而论，所以上述假定是有错误的，由此他们得出科学传播是为了与其他专家或科学家交流信息、互相合作。由于传播和接受的不同背景和模式，传播中存在差别是不可避免的，但这种差别只是程度不同而已。虽然科学家经常用他们的权威界定和维护与公众之间的界限，但公众与科学之间并无绝对的分割。于是，传播连续区模式这一个概念被提出。鉴于权威解说模式并未充分描述和考虑科学传播的复杂性，因此，传播连续区模式把科学传播分为内部专业化、专业化、学究化和普及化 4 个阶段。其本意是把科学传播纳入到科学过程之中，并认为科学面向公众的传播在知识生产中起着积极的作用。其中，内部专业化是指科学理论的形式化，表现为科学期刊的一篇文章，里面有经验数据、对实验的参考、有说服力的图表。该阶段是把科学知识显现的门槛降到最低。专业化是指科学理论的具体化。科学论文在会议上，供研究同行之间交流。在这些文本里的理论、概念是以具体的形式出现的，通过此阶段知识达到更大科学共同体范围。学究化是指文本科学、科学理论发展并固化下来，理论具有了历史性和积累性。该阶段通过其他同行的引述和在教科书中提及，科学理论成了确定、可积累的知识的一部分。普及化是指科学文章在日常出版物和业余科学杂志、电视上出现，这些文章更多地与健康、技术和经济有关，经过普及阶段，这些理论则得到了公众的认可[142]。

以往的科学传播的研究，受到权威解说模式的影响，几乎不把科学传播当作科学过程整体的一部分。相反，他们假定在某一个特定的时段，存在完整和确定的科学事实，这些事实能被传达给外部的受众。但事实上，在传播连续区模式中，任何一个层次上的知识传播活动所含有的要素都是科学事实，把科学传播作为科学的一部分，同样，也使科学在公众层面的传播有了更多的解释。甚至在某种意义上可以说，科学普及层面的存在并不是为了一般的受众，而是为了打破专业化和内部专业化的种种限制而采取的一种延伸的策略。至少，并不能把科学传播仅看作为了借此影响公众，以获得更多的资助。实际上，在普及的层面上，科学家越能远离专业化和那些权威及技术要求，他们就越能把自己的工作从产生科学的环境及权威中去背景化[141]。

（3）科学传播的互动模式

这一模式又称为杜兰特互动模式，其特点是“互动循环”，是由 Durant 通过对 1999 年英国的转基因食品事件进行研究而提出的。该模式特别强调了科学传播活动中媒体的重要影响作用，进而向权威解说模式提出了挑战。值得注意的是，杜兰特的研究发现公众在科学事件和科学传播活动中表现出以下特征：第一，公众对转基因技术有不同的观点；第二，公众对转基因技术的看法是复合的，甚至会同时存在几种相互冲突的看法；第三，公众的想法很容易受到媒体对于转基因争论观点的感染；第四，一定程度上，转基因技术本身并没有对公众产生太大影响，相反是公众信任的人改变了他们的态度。

在科学传播的互动模式中，参与科学传播的主体如科学界及其他组织、媒体、公众之间的关系并非直线单向那么简单，而应是双向循环的。尤其是媒体不再只是作为一个无偏的中转站和扩散器而存在，其议程设置和意见领袖功能使其地位和作用日益凸显，科学传播过程表现出更强也更复杂的互动运行机制。

（4）科学传播的网络模式

Lewenstein 通过对冷核聚变事件的研究提出了科学传播的网络模式，这一模式的特点是“非稳定发散”。他想说明，科学共同体内的科学家可以通过各种途径，如电视新闻、私人交往、电子邮件、报纸、杂志等发出各种信息，大众媒介增加了这种交流的复杂性。需要说明的是，这里的媒体不仅是指报纸或电视等大众媒体。在科学家看来，只要是能向大众传递信息的出版物都是媒介化的东西。他认为，所有的文本都是包括一个作者和一个受众的建构物，大众媒介和因特网的出现为科学传播模式提出了新的挑战，“一对一的邮件，群发邮件、网站，在线信息和新闻服务等，使科学传播变得更为复杂，甚至很多人搞不清楚，自己为什么会得到一些科学知识，不知道是怎么得到的……传统的科学传播方式，如同行评议、科学杂志等必须要重新考虑自己的位置”[143]。在这种背景下，Lewenstein 的主要观点是：这种模式的复杂性导致了信息的不稳定性，科学传播以牺牲信息的稳定性的代价而获得了速度。

在科学传播的网络模式中，技术和大众媒体以复杂的方式互相作用、互相参照。因此，科学传播活动不用经过专门媒介就可以实现更多更完整的传递和互动。网络模式认为，科学传播的运行机制表现为众多相互联系和作用的多线路传播形式及手段。它使得科学传播速度更快，传播信息数量更多，但情绪化的内容也有所增加，从而损失了科学传播信息质量的稳定性。

总之，随着科学的进步和社会的发展，科学传播模式不断变化，其传播机制开始表现为双向互动循环乃至非稳定发散。其中需要注意的是，由于科学本身的严肃性和专业性，科学传播的双向性并非完全指任意参与主体之间都是平等双向的。在多数情况下，这种双向的传播关系在科学传播实践活动中存在着主要和次要两种不同方向。此外，科学传播由指令式的直线传播转变为互动循环式，充分反映了公众对科学活动的参与及反馈。这里的反馈在科学传播实践活动中，并不专指科学层面的知识反馈互动，而往往体现于科学文化、科学伦理和科学哲学等这样的层面上。互动状态下的科学传播往往利于朝着参与主体共同期望的方向发展，参与主体通过对科学传播的内容、方式和方向的共同控制，发挥各自在科学传播活动中的不同作用。在具体的科学传播实践中，应考虑和重视我国公众科学知识价值取向的现状，应用到科学传播事业发展的法制构架、管理模式以及行为规范等系统设计中，创造和形成一个以公众价值取向为核心的科学传播文化情境。

首先，以“生活科学”的价值取向为本，建构科学传播的情境模式。无论是科学传播的内容，还是所应用的方法、手段、语言等一切环节和方面，都要以此为中心展开和深化，即在赋予公众新科学知识时，应优先考虑受众的接受状况。只有这样，才能适应“公众的偏好”，促使公众从被动变成主动，自律性地与科学传播形成对称性互动关系，转变成科学传播系统内的主动积极对象。通过发挥公众这种价值选择的能动性，公众对科学传播的回应和反馈就会积极主动，整个科学传播系统情境则呈现出彼此互动的特征。

其次，以“生活科学”的价值取向为本，建构科学传播的实践模式。实践模式是指科学传播功能实现过程中所应用的工具、手段、媒介等方面的总称。它是一种大规模、多元、多层次的开放体系，涉及科学传播中所应用的技能（科学传播的语言词汇、方法、手段等）、媒体及其活动（科学传播所使用的文本、博物馆、电影电视等）、对话与协商（受众对科学传播的反馈与回应）。实践模式以科学传播的情境模式为核心和主导，付诸实践、转化为现实，从而实现科学传播目标。如果说情境模式是科学传播系统活动的方向和归宿，那么，实践模式则是科学传播系统目标实现的手段和方法[144]。

6.1.3 科学传播与媒介变迁

1）科学传播的媒介演变

媒介的发展演变极大地影响了科学传播的方式、内容和效果。1985年，《公众理解科学》报告强调了科学共同体要与媒体搞好关系，帮助媒体全面深入地报道科技进展。1999年，《科学和利用科学知识宣言》则提出，在科学事业发展中，“传播媒介和传播技术可以发挥重要作用”。目前，人类传播媒介的演变经历了语言、文字、印刷、广播、电视和网络等阶段。尤其是媒介融合背景下，新媒体的发展引发了第五次传播革命，新媒体给世界文明和社会发展带来的深刻变革是全方位的，不仅改变着新闻传播和传媒产业的格局，也改变着网络世界的经济与发展；不仅影响着普通民众的生活方式和思维方式，同时也影响着世界各国的政治、经济、思想以及文化等诸多领域。关于新媒体的界定众说纷纭，有研究认为，新媒体是建立在计算机信息处理技术和互联网基础之上，发挥传播功能的媒介总和。其既有报纸、电视、电台等传统媒体的功能，还有交互、即时、延展和融合的新特征。互联网用户既是信息的接收者，又是信息的提供者和发布者。包括数字化、互联网、发布平台、编辑制作系统、信息集成界面、传播通道和接受终端等要素的网络媒体，已经不仅仅属于大众媒介的范畴，而是全方位、立体化地融合大众传播、组织传播和人际传播方式，以有别于传统媒体的功能影响我们的社会生活。新媒体既是一种超越了电视媒体的广度，又超过了印刷媒体的深度的媒体，而且由于其高度的互动性、个性化和感知方式的多样性，它具备了从前任何媒体都不具备的力度。由此，新媒体开启了科学传播与公众交流的广阔平台，交给了公众可能拥有科学、与科学对话的媒介与资质。新媒体在科学传播阶段，真正确立了公众作为社会主体整体与科学对话的能力。

2）新媒体环境促进科学传播变革

在过去，科学传播需要受众有一定的知识积累和理解能力，科学传播并不指向所有人。而在新媒体环境和创新社会下，公众文化知识水平与理解力大大增强，受众“分化”、分层、分流性大大增加；科学信息的流向，不是单一地从科学共同体经由媒介导向受众，而是人们主动获取信息；信息传播主体多元化、信息传播方式多样态、信息传播多方向，成为整个社会传播的基本特征。科学传播主体间的相互影响越来越强，交互、便捷与无时不有、无处不在的新媒体运用，使得传统科学传播下的掌握科学信息发布主动权的科学共同体和科学传媒受到强烈的冲击；科学传播个体间、个体与群体间、个体与组织间的传播与交互越来越频繁，使科学传播的整体系统超越了传统媒介系统下的单向模式。新媒体对科学传播的促进作用具体表现为以下 4 个方面：

首先，新媒体的技术特性催生科技传播的新途径，扩展了科学传播的平台。例如，科学博客、科学论坛和科学类社群等不仅成为科学传播的主体，也成为科学传播借助互动社区而形成的新领地。这些互动类科学传播使其从专业化走向大众化，从精英层辐射到平民层，为科学传播带来勃勃生机。

其次，新媒体的传播特性改变科学传播的内容和方式，为科学传播带来新机遇。新媒体的大容量不仅为科学传播构筑了专业化数据库和云空间，还可以极大提高科学信息的传播时效并让科学知识、信息以多种媒体方式传达。VR 技术、AR 技术等增加了科学信息的互动性与传播媒体的多样性，为公众提供一个良好的虚拟环境。通过营造身临其境的现场氛围，受众可以亲自动手、亲自参与，在亲身体验中感知某项最新科技的优越性能。

再次，新媒体的互动特征契合了科学传播平等、开放、共享的精神，为科学传播注入了新的力量。科学传播理论特别强调传播双向、互动和共享。新媒体真正实现了不同个体与群体间的多向互动。网络对任何人都是开放的，上网的人都是平等的，网络传播的信息是可以自由地选择接受的。不同的受众个体之间、受众个体与网络媒体之间、受众个体与传播者之间、不同的传播者之间、不同的网络媒体之间，都可以互相平等地交流、对话。新媒体的开放、自由、共享为科学传播聚集起一批内容提供者，也创造出真正的科学知识、文化和信息，为科学传播的主体和内容都注入了活力。

最后，新媒体环境强化了科学传播理念的创新，视觉元素融入其中改变传播形态。借助新媒体，科学传播能够用形象直观的方式、易为公众接受的形式传播科学知识、信息、方法及经验。科学传播并非强制教育，“以趣味性为核心”的科学传播才会增强其传播效果。

3）新媒体环境下科学传播的趋势

（1）科学传播主体去中心化

科学传播系统被认为是一个动态反馈系统，行为主体自身和之间都有反馈关系，主要包括科学共同体、政府、媒体、公众和非政府组织等。其中，科学共同体是指遵守同一科学规范的科学家所组成的群体，是科学知识的生产者和创造者，通过内部传播和向公众传递科学知识和信息，处于科学传播的核心地位。政府作为科学传播的主体，主要通过制定科学传播政策、宏观调控国家科学传播活动、建设各类科学传播基础设施（如科技场馆、博物馆等）来实现科学传播。非政府组织可以弥补政府失灵和市场失灵导致的科学传播盲区，其因传播形式的多样化和隐藏于民间的组织架构上的灵活性而在各国的科学传播中发挥着越来越重要的作用；媒体在科学传播中既是渠道，也是主体之一。新媒体的出现使受众接触科学信息更便捷，主动性增强。公众既是科学传播中的主要客体，也是科学传播中的重要主体力量，公众也可以通过向他人传递自己所掌握的科学知识而进行科学传播活动。

科学传播这种互相嵌入式的多元主体特征使得主体内部成为一个循环系统，主体之间相互联系、相互作用，造就了科学传播复杂的多样化局面，如公众可能是信源，也可能是信宿。新媒体与科学传播的结合，使得科学传播的主体中心消解，从而走向以公众为主的多元化主体。

（2）科学传播内容回归科学本质

以互联网为代表的新媒体以强大的跨媒体整合功能，极大地丰富了科学传播的内容，同时新媒体的发展与应用也不断促使科学传播内容逐渐回归科学的本质。

在科学传播中，科学知识一直是主要的传播内容。然而，科学不仅仅是技术，还是思想，是人类文化的一部分。除了科学知识，科学的本质还包括科学的世界观、科学探索方法和科学事业等方面。公众理解科学，要理解的不仅是科学知识，还有对科学这种人类文化活动和社会活动的整体理解，包括抽象的科学精神、科学思想、科学方法，具体的科学史、科学与社会的关系等。无偏向地向公众全方位介绍当今科学的社会运作过程、反思科学，以及科学时代传播科技的进步，都是科学传播极为重要的内容。

（3）科学传播模式转向三维互动

无论是传统科普阶段还是公众理解科学阶段，传统大众媒体的科学传播模式都是一种单向式的传播结构，传者与受众主客体二元对立，传者在传授关系中居于主导地位，受众处于相对被动的地位。直到现代科学传播阶段，公众对科学的协商功能得到承认，与科学的对话成为可能，某些传播行为变成自下而上式传播。

在新媒体融合趋势下的科学传播过程中，传者、受众和媒介三者融为一体，有时主体即是客体，如科学共同体和公众，有时主体也是渠道（如媒介），任何单一的传播模式都无法满足科学传播的要求。融合带来了传播中心的多元化趋势，并相互交叉和互换。因此，将科学传播过程视为循环系统，建立多元中心对话模式成为新趋势。只有构建传者-媒介-受众三维互动模式，才能提高科学传播的效用，实现主体与受众间的高效对接。

鉴于以上所述，在新时代背景下，中医药文化认同的构建和提升需要以科学传播理论的基本问题为基础，通过对当代融合媒体的传播特性和要素的分析，研究媒介融合下谁传播、传播什么、如何传播，从而确立中医药文化的传播或表征的方法和途径，以增强现代民众对中医药文化的认同，促进中医药事业的持续发展。

6.2　中医药文化认同构建和提升的现实背景

由于政府、科学共同体、公众和媒体既作为现代科学传播所主张的科学传播多元主体，又作为政策、经济、社会和技术活动的代表性主体，因此，以下将利用 PEST 分析方法，从 4 个方面分析中医药文化认同构建和提升的政策、经济、社会及技术等现实背景。

6.2.1　中医药文化认同构建和提升的政策背景

1）国家关于中医药文化建设和发展的政策措施

我国高度重视中医药事业发展。中华人民共和国成立初期，把“团结中西医”作为三大卫生工作方针之一，确立了中医药应有的地位和作用。1978 年，中共中央转发卫生部《关于认真贯彻党的中医政策，解决中医队伍后继乏人问题的报告》，并在人、财、物等方面给予大力支持，有力地推动了中医药事业发展。《中华人民共和国宪法》指出，发展现代医药和我国传统医药，保护人民健康。1986 年，国务院成立相对独立的中医药管理部门。各省、自治区、直辖市也相继成立中医药管理机构，为中医药发展提供了组织保障。1991 年，第七届全国人民代表大会第四次会议将“中西医并重”列为新时期中国卫生工作五大方针之一。2003 年，国务院颁布实施《中华人民共和国中医药条例》。2009 年，国务院颁布实施《国务院关于扶持和促进中医药事业发展的若干意见》，逐步形成了相对完善的中医药政策体系。2012 年，中国共产党第十八次全国代表大会以来，党和政府把发展中医药摆上更加重要的位置，作出一系列重大决策部署。中国共产党第十八次全国代表大会和十八届五中全会提出“坚持中西医并重”“扶持中医药和民族医药事业发展”。2015 年，国务院常务会议通过《中医药法（草案）》，并提请全国人民代表大会常务委员会审议，为中医药事业发展提供良好的政策环境和法治保障。2016 年，中共中央、国务院印发《“健康中国 2030”规划纲要》，作为今后 15 年推进健康中国建设的行动纲领，提出了一系列振兴中医药发展、服务健康中国建设的任务和举措。国务院印发《中医药发展战略规划纲要（2016—2030 年）》，把中医药发展上升为国家战略，对新时代推进中医药事业发展作出系统部署。随后，2017 年 7 月 1 日，《中华人民共和国中医药法》正式实施。2019 年 10 月 26 日，《关于促进中医药传承创新发展的意见》（以下简称《意见》）则是党中央、国务院印发的第一个关于中医药的文件，其明确了中医药传承创新发展的目标方向、重点任务和具体举措，成为指导新时代中医药工作的纲领性文件。《意见》特别强调新时代要充分挖掘中医药宝库中的精髓内涵，传承精华、守正创新，把创新鲜明地写在中医药发展的旗帜上，增强民族自信和文化自信，促进文明互鉴、民心相通，助推构建人类命运共同体，为实现中华民族伟大复兴的中国梦注入永不枯竭的文化动力。

通过对 2009—2019 年近 10 年的国家中医药事业相关政策的综合梳理，不难发现，中医药文化建设和发展始终被作为重要任务（图 6.1）。

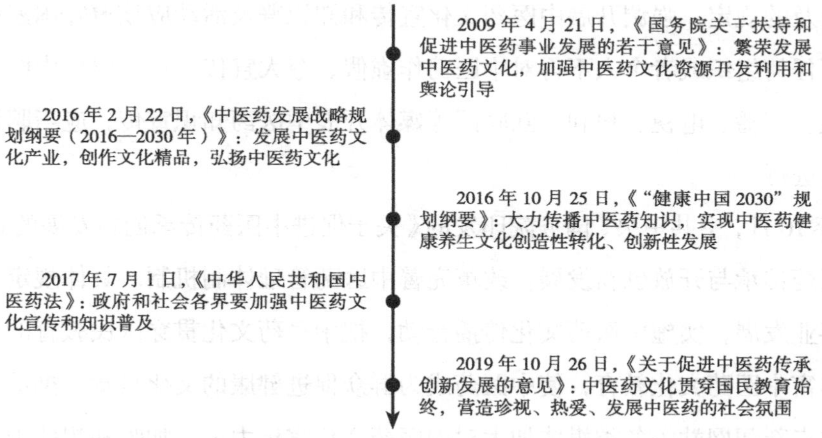
2009 年 4 月 21 日，《国务院关于扶持和促进中医药事业发展的若干意见》：繁荣发展中医药文化，加强中医药文化资源开发利用和舆论引导
2016 年 2 月 22 日，《中医药发展战略规划纲要（2016—2030 年）》：发展中医药文化产业，创作文化精品，弘扬中医药文化
2016 年 10 月 25 日，《“健康中国 2030”规划纲要》：大力传播中医药知识，实现中医药健康养生文化创造性转化、创新性发展
2017 年 7 月 1 日，《中华人民共和国中医药法》：政府和社会各界要加强中医药文化宣传和知识普及
2019 年 10 月 26 日，《关于促进中医药传承创新发展的意见》：中医药文化贯穿国民教育始终，营造珍视、热爱、发展中医药的社会氛围

图 6.1　2009—2019 年国家中医药事业发展相关政策

2009 年 4 月发布的《国务院关于扶持和促进中医药事业发展的若干意见》建议，要繁荣发展中医药文化，提出了开展中医药科学文化普及教育，加强宣传教育基地建设；加强中医药文化资源开发利用，打造中医药文化品牌；加强舆论引导，营造全社会尊重、保护中医药传统知识和关心、支持中医药事业发展的良好氛围等具体任务和工作要求。

2016 年 2 月发布的《中医药发展战略规划纲要（2016—2030 年）》强调，进一步普及和宣传中医药文化知识，推广融入中医治未病理念的健康工作和生活方式；发展中医药文化产业，促进中医药与广播影视、新闻出版、数字出版、动漫游戏、旅游餐饮、体育演艺等有效融合，创作一批承载中医药文化的创意产品和文化精品；综合运用广播电视、报刊等传统媒体和数字智能终端、移动终端等新型载体，大力弘扬中医药文化知识；推动中医药进校园、进社区、进乡村、进家庭，将中医药基础知识纳入中小学传统文化、生理卫生课程，同时充分发挥社会组织作用，形成全社会共同发展中医药的良好格局。同年 10 月，发布了《“健康中国 2030”规划纲要》，其中指出要充分发挥中医药独特优势。鼓励开展中医中药中国行活动，大力传播中医药知识和易于掌握的养生保健技术方法，加强中医药非物质文化遗产的保护和传承运用，实现中医药健康养生文化创造性转化、创新性发展。各级各类媒体加大健康科学知识宣传力度，加强精神文明建设，发展健康文化。

2017 年 7 月实施的《中华人民共和国中医药法》中，专门列有一章（第六章）两条来突出和说明中医药传承与文化传播活动的内容。其中，第四十五条是关于政府加强中医药文化宣传的规定，具体规定了县级以上人民政府应当加强中医药文化宣传，普及中医药知识，鼓励组织和个人创作中医药文化和科普作品。第四十六条则是关于社会各界中医药知识宣传普及的规定，强调开展中医药文化宣传和知识普及活动应该遵守国家有关规定。具体规定了任何组织或者个人不得对中医药作虚假、夸大宣传，不得冒用中医药名义牟取不正当利益。广播、电视、报刊、互联网等媒体开展中医药知识宣传，应当聘请中医药专业技术人员进行。

2019年10月，中共中央、国务院印发的《关于促进中医药传承创新发展的意见》指出，要促进中医药传承与开放创新发展，改革完善中医药管理体制机制。具体规定了推进中医药博物馆事业发展，实施中医药文化传播行动，把中医药文化贯穿国民教育的始终，中小学进一步丰富中医药文化教育，使中医药成为群众促进健康的文化自觉。推动中央主要新闻单位、重点新闻网站等各类媒体加大对中医药文化宣传力度，加强和规范中医药防病治病知识传播普及，营造珍视、热爱、发展中医药的社会氛围。

2）行业关于中医药文化建设和发展的政策措施

2011年12月，国家中医药管理局出台的《关于加强中医药文化建设的指导意见》首先强调，要充分认识加强中医药文化建设的重要性和紧迫性。中医药文化是中医药学的根基和灵魂，是中医药事业持续发展的内在动力，是中医药学术创新进步的不竭源泉，也是中医药行业凝聚力量、振奋精神、彰显形象的重要抓手。要增强传承和发展中医药文化的自觉性和主动性，从发展繁荣社会主义文化、建设社会主义文化强国的全局来认识和把握加强中医药文化建设的重大意义。

鉴于此意义，《关于加强中医药文化建设的指导意见》中特别指出，要促进中医药文化传播与普及，具体包括两个方面：首先，要汇集古代中医药文化精华，融合当代科学文化和中医药学术最新成果，创作包括图书、影视、音像、电子读物、动漫等形式多样、科学实用、健康向上的中医药文化精品，广泛传播中医药文化知识；其次，继续实施中医药文化科普项目，加强与大众传媒合作，面向社会广泛普及中医药知识，促进全社会形成“信中药、爱中药、用中药”的浓厚文化氛围。

2016年8月，国家中医药管理局印发《中医药发展“十三五”规划》，其中在关于中医药文化发展方面的规划包括弘扬中医药文化精髓。深入挖掘中医药文化内涵，宣传中医药文化核心价值和理念，引导人民群众自觉培养健康生活习惯和精神追求。加强中医药文化宣传和知识普及，实施中医药健康文化素养提升工程。丰富传播内容和方式，建设中医药文化传播人才队伍，加强中医药文化全媒体传播平台建设。创作中医药文化精品，打造优秀中医药文化品牌。

2016年12月，国家中医药管理局在《中医药发展“十三五”规划》的基础上又具体制定了《中医药文化建设“十三五”规划》。《中医药文化建设“十三五”规划》中要求，首先要夯实中医药文化传播基础设施，开展中医药健康文化传播活动，推进中医药健康文化知识进基层。打造中医药文化传播平台，丰富中医药文化传播手段。充分发挥报刊、广播、电视、网络等媒体的作用，建设中医药健康文化网站、栏目或频道，传播中医药健康文化知识。开通中医药健康文化微信、微博，运用手机等移动终端新技术，打造中医药文化传播新媒体。其次，着力推动中医药健康养生文化转化创新，包括以下3个方面：第一，加强中医药文化作品创作推广。组织创作一批富有艺术魅力、体现价值追求的中医药文化精品，制作推出一批科学准确、通俗易懂、贴近生活中医药科普作品，将中医药健康养生文化内涵转化为便于民众理解、掌握和应用的中医养生方法。第二，建设中医药健康养生文化转化传播平台。进一步提升丰富中医药文化宣传教育基地内涵，遴选推出一批集中医药健康养生文化展示、体验、传播于一身的中医药健康养生文化体验基地，打造中医药健康养生文化转化传播平台。第三，推动中医药健康养生文化跨界融合创新。积极探索中医药健康养生文化与旅游、养老、保健、休闲、娱乐、互联网等融合，推动中医药健康养生文化内涵与表现形式的发展和创新，推动其融入现代生活。

总而言之，近10年来，国家政府出台的一系列法规政策，旨在汇聚力量、提振精神、加强宣传，努力营造中医药事业发展的良好氛围，对增强国内外对中医药地位的认同，对中医药价值的认同，对中医药文化的认同具有积极作用。在行业层面，国家中医药管理局则在党中央、国务院政策引领下及时跟进，做出具体部署。广大中医药人以及中医药文化传播主体应在遵循规律、传承精华、守正创新的总体原则下，顺应时代发展，紧抓政策机遇，积极构建和提升社会公众的中医药文化认同水平，促进中医药事业的持续健康发展。

6.2.2 中医药文化认同构建和提升的经济背景

1）中医药文化认同构建和提升的文化产业发展背景

根据《中国文化产业年度发展报告2020》[145]，2019年我国文化产业运行已呈现出融合发展面向更广更深、优质内容赢得市场认可、新技术赋能文化产业、文化新业态发展势头强劲及文化消费市场持续扩大等主要特征。我国文化产业的繁荣发展将为新时代中医药文化认同的构建和提升提供产业和经济动力。

（1）文化产业发展促进中医药文化认同

根据国家统计局发布的《文化及相关产业分类（2018）》[146]，文化及相关产业是指为社会公众提供文化产品和文化相关产品的生产活动的集合，包括新闻信息服务、内容创作生产、创意设计服务、文化传播渠道、文化投资运营、文化娱乐休闲服务、文化辅助生产和中介服务、文化装备生产、文化消费终端生产 9 个大类。其中，前 6 个属于文化核心领域，后 3 个为文化相关领域。近年来，在社会主义文化强国建设和居民消费升级等多重背景下，我国文化产业呈现快速发展态势，文化核心领域快速发展，文化新业态增长势头强劲。

与此同时，我国中医药文化事业的发展离不开中医药文化相关产品的生产活动。中医药文化核心产业主要由中医药文化资源保护与开发、中医药文化内容产业、中医药文化传播及产品发行、中医药文化展示及体验产业、中医药文化衍生产品及服务 5 大部分组成。因此，在新时代下我国中医药文化的发展及中医药文化认同在全社会的构建需要更加全面充分地利用新闻信息服务、文化传播渠道、内容创作生产以及创意设计服务等资源手段，同时还要适时顺应新兴文化产业发展的趋势，突出互联网信息服务、数字出版、数字内容服务等在构建和提升中医药文化认同过程中的作用。

（2）我国文化产业发展状况①

第一，文化产业企业营业收入平稳增长。在全面深化文化体制改革、不断提振文化消费需求的背景下，2019 年我国文化产业继续保持平稳较快发展，全国规模以上文化及相关产业企业实现营业收入 86 624 亿元，比上年增长 7.0%，超过全年 GDP 增速。文化及相关产业涉及的 9 个行业全部实现正增长。新闻信息服务、文化投资运营、创意设计服务分别增长 23.0%、13.8%、11.3%；文化投资运营和文化娱乐休闲服务增速由负转正，其中，文化投资运营由上年下降 0.2% 转为增长 13.8%；文化娱乐休闲服务由上年下降 1.9% 转为增长 6.5%。与此同时，增长结构不断优化，文化服务业增速最快，其营业收入增速为 12.4%，分别比文化制造业、文化批发和零售业快 9.2 和 8.0 个百分点；占比为 40.6%，比上年提高 2.0 个百分点。

第二，文化经济总量明显增加。2018 年，我国文化产业实现增加值 38 737 亿元，比 2004 年增长 10.3 倍。2005—2018 年，文化产业增加值年均增长 18.9%，高于同期 GDP 现

① 相关数据均来自国家统计局网站数据。

价年均增速 6.9 个百分点；文化产业增加值占 GDP 比重由 2004 年的 2.15%、2012 年的 3.36% 提高到 2018 年的 4.30%，在国民经济中的占比逐年提高。从对经济增长的贡献看，2004—2012 年，文化产业对 GDP 增量的年平均贡献率为 3.9%，2013—2018 年进一步提高到 5.5%。

第三，文化新业态强劲发展。随着高新技术尤其是数字技术在文化产业中的发展和应用，新兴文化产业的重要性日益突出，在相当程度上代表着文化产业发展的未来方向。近年来，我国政府高度重视新兴文化产业的发展。例如，2016—2017 年政府及相关部门共出台了 13 份针对新兴文化产业发展的政策，在各类产业政策中所占比例最高。其中，2016 年 4 月，国务院发布的《政府工作报告》首次提出，要“大力发展数字创意产业”；2016 年 12 月，国务院印发的《“十三五”国家战略性新兴产业发展规划》将数字创意产业列为“十三五”时期国家战略性新兴产业。在政府的高度重视和大力扶持下，自 2016 年起，我国新兴文化产业呈蓬勃发展之势，取得了丰硕的成果。作为新兴文化产业的主要组成部分，文化信息传输服务业与文化创意和设计服务业在 2016 年所有十类文化及相关产品的生产中增速位居前两位，所占比例也位居前列；特别是文化信息传输服务业在“文化 +”概念的影响下，2016 年整个行业同比增长高达 29%，与整个文化及相关产业的增速（13%）相比要快一倍多。新兴文化产业迅猛发展的态势也是我国文化产业近几年发展的一大亮点[147]。2019 年，我国新兴文化产业迅猛发展的势头继续延续。从文化及相关产业细分行业看，文化新业态特征较为明显的 16 个行业小类在 2019 年实现营业收入 19 868 亿元，比上年增长 21.2%；占比为 22.9%，比上年提高 2.1 个百分点。其中，互联网其他信息服务、可穿戴智能文化设备制造的营业收入增速超过 30%。文化核心产业中的新闻信息服务、创意设计服务、文化投资运营 3 个行业年度增长都在 13% 以上，集中体现了互联网科技因素催生的各种文化新业态强劲发展，科技赋能传统产业升级、文化创意设计等生产性服务业带动传统产业升级贡献越来越大，文化产品和服务的生产、传播、消费的数字化、网络化进程加快，数字内容、动漫游戏、视频直播、视听载体、手机出版等基于互联网和移动互联网的新兴文化业态成为文化产业发展的新动能和新增长点。

第四，文化投资快速增长。在各项政策的引导激励下，我国文化产业固定资产投资规模逐年加大。2017 年，我国文化产业固定资产投资额（不含农户）为 3.8 万亿元，是 2005 年的 13.7 倍，2013—2017 年年均增长 19.6%，高于同期全社会固定资产投资额年均增速 8.3 个百分点；文化产业固定资产投资占全社会固定资产投资的比重为 6.0%，比 2005 年提高

2.9个百分点，比2012年提高1.8个百分点。从资金来源看，国家预算资金占5.1%、国内贷款占7.2%、利用外资占0.4%、自筹资金占81.7%、其他资金占5.6%，投资主体呈现多元化、社会化格局。

2）中医药文化认同构建和提升的健康产业发展背景

（1）大健康产业发展促进中医药文化认同

为满足人民群众日益增长的健康需求，2016年8月，习近平总书记、时任总理李克强在全国卫生与健康大会上提出要加快发展健康产业。随后印发的《“健康中国2030”规划纲要》明确将发展健康产业作为健康中国建设五大任务之一，并提出将健康产业发展成为国民经济支柱性产业的战略目标。根据国家统计局对《健康产业统计分类（2019）》[148]的编制说明，健康产业是指以医疗卫生和生物技术、生命科学为基础，以维护、改善和促进人民群众健康为目的，为社会公众提供与健康直接或密切相关的产品（货物和服务）的生产活动集合。健康产业涵盖一、二、三产业共13个大类行业，其中也涉及以中药材种植养殖为主体的健康农业、林业、牧业和渔业，以中医药产品和器械设备为主体的健康制造业，以及以医疗卫生、健康保障、健康人才教育、健康促进服务为主体的中医药健康服务业。从健康产业所包含的多种跨行业类别来看，我国目前对健康产业的界定体现了当代社会医学模式和治疗理念的转变，呈现出“大健康”特征。

大健康理念下的健康产业已完全不同于传统医疗产业发展模式，已由单一救治模式转变为“防－治－养”一体化模式，其产业不再局限于医药等医疗卫生领域。那些只要与人类健康相关的行业领域，从培训教育、研发、医药制造、医药批发到零售、医疗、保险、保健到养老，都被纳入其产业范畴。因此，现有研究普遍倾向于将这种具有“广义之大”或“三全四环”特点的健康产业称为“大健康产业”[149]。

在生命观、健康观、疾病观、防治观等方面，大健康的发展理念和中医药文化核心理念不谋而合。我国大健康产业的发展与中医药发展关系密切，互相促进。大健康产业将能实现人类健康的三大转变：由生物疾病医学模式向生态健康医学模式转变；由疾病医疗产业向健康养生产业转变；由医学类“治已病”消费向保健类“治未病”消费转变。毫无疑问，这些转变最终也将有利于营造良好的中医药文化认同社会氛围，促进中医药文化认同的构建和提升。

（2）我国大健康产业及中医药大健康产业发展状况

随着“健康中国”正式上升为国家战略，大健康产业逐渐将成为继互联网之后我国经济发展的新引擎。根据《大健康产业蓝皮书：中国大健康产业发展报告（2018）》[150]，截至 2016 年，我国大健康产业增加值规模达到 7.3 万亿元，占 GDP 的比重提高到 9.8%。2012 年，该数据为 4.2 万亿元，占 GDP 的比重为 7.7%，产业增加值规模在 4 年间增长 42.5%。此外，根据《中国大健康产业趋势研究报告》，截至 2017 年，我国大健康产业规模达 6.2 万亿元，为 2011 年 2.6 万亿元的 2.4 倍，2011—2017 年复合增长率达 15.6%。2023 年达到 14 万亿元，最终在 2030 年大健康产业市场规模将超过 16 万亿元，大健康产业在国民经济中的支柱作用将进一步体现[151]。

2016 年，国务院印发的《中医药发展战略规划纲要（2016—2030 年）》把中医药发展上升为国家战略，对新时期推进中医药事业发展作出系统部署：到 2020 年，实现人人基本享有中医药服务，中医药大健康产业市场规模至 2020 年突破 3 万亿元[140]，保持 20% 的年均复合增长率，中医药大健康产业成为国民经济重要支柱之一；到 2030 年，中医药服务领域实现全覆盖，中医药健康服务能力显著增强，对经济社会发展作出更大贡献。

6.2.3 中医药文化认同构建和提升的社会背景

在当今移动互联主导社交生活的现实写照下，民族优秀传统文化也在经历着前所未有的复兴，线上与线下、虚拟与现实、现代与传统深度交融，社会民众消费结构和生活方式也悄然变化，消费升级过程中居民文化消费水平不断提升，“健康中国”推进居民健康意识及健康素养水平稳步提高。这些社会生活的要素变迁都将作为新时代下中医药文化发展的重要契机。

1）大健康背景下的居民健康素养水平提高

所谓健康素养，是指个人获取和理解基本健康信息和服务，并运用这些信息和服务作出正确决策，以维护和促进自身健康的能力。提升城乡居民健康素养，有利于提高广大人民群众发现和解决自身健康问题的能力，是提升人民群众健康水平的重要策略和措施，是推进健康中国建设的重要内容，是《“健康中国 2030”规划纲要》的主要指标之一。

基于“知识 – 行为 – 技能”的健康行为模式，健康素养水平包括基本健康知识和理念素养、健康生活方式与行为素养、基本技能素养 3 个方面。自 2008 年开始，原卫生部组织开展居民健康素养监测。根据 2021 年全国居民健康素养监测的结果[152]，我国居民健康素养总体水平稳步提高（图 6.2）。

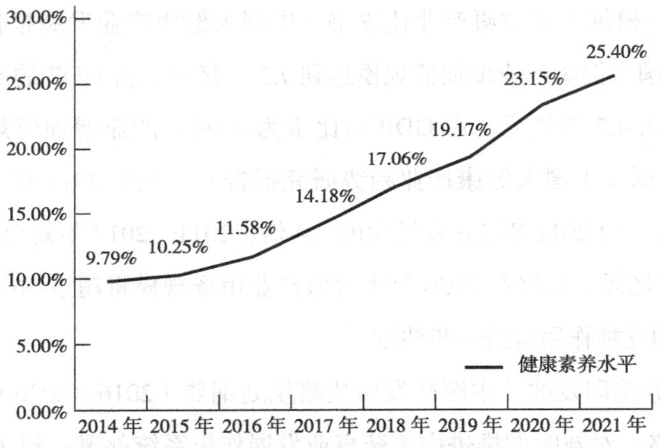

图 6.2　2014—2021 年我国居民健康素养水平

2021 年全国居民基本健康知识和理念素养水平为 37.66%，比 2020 年提升 0.51 个百分点；健康生活方式与行为素养水平为 28.05%，较 2020 年提升 1.61 个百分点；基本技能素养水平为 24.28%，较 2020 年提升 1.16 个百分点。前述知识、行为、技能 3 个方面素养均有提升，基本健康知识和理念素养水平提升幅度最大，其也反映出了现阶段健康中国战略背景下全社会健康文化氛围越来越浓，我国社会民众对健康关注度日益提高，健康意识不断增强 [153]。

2）消费升级背景下的居民文化消费氛围提升

中国人民大学文化产业研究院于 2012 年提出了“中国文化消费指数”（Culture Consumer Index，CCI）。中国文化消费指数体系主要由文化消费环境、文化消费意愿、文化消费能力、文化消费水平和文化消费满意度组成，用以衡量我国居民文化消费活动及氛围。截至 2019 年，中国文化消费指数报告已连续发布 7 次。根据历年报告内容，我国文化消费综合指数在 2013—2018 年间持续稳步增长，2019 年略有降低，但总体指标水平变化不大 [154]。在各一级指标中，文化消费环境和满意度指数呈稳步上升趋势。其中，文化消费环境指数上升速度最快，年平均增长率为 6.9%，表明近年我国文化消费环境有了很大改善，文化产品种类不断丰富，质量逐步提升，消费渠道也越来越多样化、便捷化，为居民进行文化消费营造了良好的氛围。从年龄方面看，17 岁以下居民的文化消费意愿指数最高；18~25 岁居民的文化消费水平指数最高；26~40 岁居民的文化消费综合指数与文化消费能力指数优势比较明显，文化消费环境和文化消费满意度也较高，成为文化消费活动的主力军；66 岁以上居民的文化消费时间最长。

根据《中国文化产业年度发展报告 2020》，尽管我国文化消费市场持续扩大，但消费者对文化产品内容的改进和完善依旧最为期待，在这方面诉求最强，其次是文化的表现力及传播力。值得注意的是，网络已开始成为居民文化消费的重要渠道：一方面，新媒体为文化传播方式的创新、传播速度的提升、传播范围的延展提供了可能，同时还可以满足受众实时交流互动的需求；另一方面，新媒体平台开放的特性，为打通文化产业链上下游各环节并形成协同创新合力，充分满足优质文化产品内容生产提供了所需条件[145]。

3）移动互联背景下的中华传统文化复兴

中共中央办公厅、国务院办公厅于 2017 年 1 月印发的《关于实施中华优秀传统文化传承发展工程的意见》指出，中华优秀传统文化的传承应融入生产生活，注重实践与养成、需求与供给、形式与内容相结合；应综合运用报纸、书刊、电台、电视台、互联网等各类载体，融通多媒体资源，统筹宣传、文化、文物等各方力量，创新表达方式。

近年来，《国家宝藏》《中国诗词大会》《我在故宫修文物》等传统文化类节目接连走红的背后释放着传统文化逐渐复兴的强烈信号。诗词汉服、国学国医、传统工艺、文物宝藏等相关的传统文化，越来越多地出现在社会民众尤其是年轻人的日常生活中，甚至逐渐成为了一种“国潮”。随着移动互联网的发展，传统文化也开始借助视频、音频、电商等新兴媒介与渠道等不断迭代和裂变。根据艾媒咨询[155]数据，2018 年，仅仅是传统文化电商一项的交易额即达到 116.8 亿元的规模。那些曾经淡出我们生活的传统文化，逐渐开始复兴。“买卖是最好的保护，使用是最好的传承，分享是最好的传播”，传统文化只有融入现代生活，才能得以传承。传承和发展中华优秀传统文化不是要复古倒退，更不是要照搬照抄。中华优秀传统文化想要重新“在场”，必须坚持实践标准，将自身发展与当代中国实践紧密结合，以时代与实践的钥匙激活中华优秀传统文化的文化生命。

新时代下的中医药文化同样不是要照着讲下去，而是要接着讲下去，也必须坚持创造性转化、创新性发展的基本方针，坚持古为今用、推陈出新。目前，我国移动互联网的高速发展已为传统文化发展带来重要契机，借助移动互联平台与技术，同时整合媒介资源不仅可以讲清楚，而且更能够生动地讲好传统中医药文化的历史渊源、独特创造、价值理念及鲜明特色，促使更广泛的民众从中医药文化的日用不觉走向文化自觉，实现文化认同和文化自信。

6.2.4 中医药文化认同构建和提升的技术背景

历史上任何主流文化认同的构建和提升都离不开媒体的舆论引导和文化传播活动。

而时至今日，人们的社会生活以及所处的舆论场早已被烙上深深的互联网印记。根据中国互联网络信息中心（CNNIC）发布的第 51 次《中国互联网络发展状况统计报告》[97]，我国互联网普及率为 75.6%，网民规模达到 10.67 亿，网民中使用手机上网的比例高达 99.8%，网站数量为 387 万个，网页数量达到 3 588 亿个，移动互联网接入流量消费达 2 618 亿 GB，网民的各类互联网应用均有所增长，即时通信应用、社交应用等已经成为人们数字化生活的基础平台，网络新闻、短视频等应用形式也越来越丰富和完善，越来越多的人群特别是青少年已习惯于通过手机、网站、“两微（微信、微博）一端（手机客户端 App）”等新兴媒体获取信息。面对着大众互联网行为变化，媒介融合驱动下的全媒体（全程媒体①、全息媒体②、全员媒体③、全效媒体④）时代已经到来。

媒介融合或媒体融合，是一种信息传输通道多元化下的新作业模式，是把报纸、电视台、电台等传统媒体，与互联网、手机、手持智能终端等新兴媒体传播通道有效结合起来、资源共享、集中处理，衍生出不同形式的信息产品，然后通过不同的平台传播给受众。媒介融合是当今时代科技的融合、内容的融合以及管理整合的大势所趋。

目前，5G、云计算、大数据（Big Data）、物联网、增强现实（Augmented Reality，AR）、人工智能（Artificial Intelligence，AI）等新技术的迅猛发展，给传媒带来技术融合新的突破口，媒介融合发展中数字技术的开发与应用能够为中医药文化提供更为丰富便捷、符合时代要求的传播形态，使得中医药文化的表现形式和传播手段摆脱僵化而变得灵活，使得中医药文化传播的内容更加具有亲和力、说服力。目前，在我国社会主流意识形态及民族优秀传统文化的舆论引导和传播活动中已经初显媒介融合传播的效果。例如，在 2017 年中国人民解放军建军 90 周年朱日和沙场大阅兵期间，人民日报社推出 H5 技术支持的《我的军装照》，将个人照片合成为我军历史上不同时期的军装照，受众在参与互动的同时直观了解了我国军队的成长史，在用户中引发了强烈共鸣。2018 年 3 月，新华社首次采用 AR 技术报道全国两会，通过客户端使用 AR 功能对用户二代身份证扫描，便可以沉浸感更强的方式浏览政府工作报告。此外，近年热门的几档传统文化类节目如《国家宝藏》《上新了·故宫》等也纷纷利用跨屏、虚拟现实（Virtual Reality，VR）等媒介融

① “全程”描述的是媒体的无界化。
② “全息”描述的是媒体的数字化。
③ “全员”描述的是媒体的互动化。
④ “全效”描述的是媒体的多功能化。

合方式和优秀的内容创作获得社会受众高度关注和一致好评，掀起了一股传统文化热潮。

著名学者麦克卢汉曾说“媒介即讯息”，几乎每一次重大科技突破都会深刻改变媒介形态和舆论生态。根据中国互联网络信息中心（CNNIC）发布的报告[97]，截至 2022 年 12 月，我国全部已开通 5G 基站总数达 231.2 万个，在增强移动宽带、超高可靠低时延和海量机器类通信三大场景方面已实现相应的商业实践。此外，我国的 AI 关键技术日趋成熟，特别是语音识别技术、计算机视觉技术等领域发展较快，在 AR、VR、三维分析等方面取得长足进步。大数据与营销、健康领域的融合程度也不断加深，在整合生产要素、催生发展新业态、支撑决策研究等方面的作用明显。随着这些前沿技术的迭代和发展，各种应用场景边界不断延伸，中医药文化认同构建和提升面临新的技术背景和机遇。

6.3 中医药文化认同构建和提升的策略

文化与传播同构，故新时代背景下的中医药文化认同构建和提升，需要以科学传播理论的基本问题为基础，通过对当代社会经济和政策要素的分析，研究媒介融合下谁传播、传播什么尤其是如何传播的问题，以探索中医药文化的传播或表征形式、内容和方法，实现增强现代公众对中医药文化的认同、促进中医药事业持续发展的目的。

首先，关于谁传播的问题。在中医药文化传播的传统模式中，较为典型的是以中医学界精英为核心的单一传播主体来进行文化传播，或者以政府为主体推动实施的中医药知识科普宣传等这类“权威 – 大众”“表达 – 接受”的传统科普模式。

而科学传播理论认为，现代科学传播主体结构表现为对等网络特征，科学信息的流动需要充分依赖和发挥中间媒介简化科学信息的重要作用。当代中医药文化传播主体也应该是多元化的，并且，无论是政府部门倾听、统筹决策，还是中医药科学共同体内部专业交流和对外权威发声以及公众分享和参与等，各主体的活动都离不开传播媒介和平台。其中，中医药学科共同体依旧是重要的传播主体。中医药学科共同体具有足够的中医药知识储备，无论是面对政府抑或公众都保持着专业权威性。例如，借助自媒体，中医药科学共同体更是拥有专属的信息发布平台和渠道，其传者地位依然稳固。政府作为传统的中医药文化传播主体，其受者角色得以加强。政府在政策制定和规划过程中，既参考中医药学科共同体意见，又能够及时了解公众的需求和疑问，将公众意见作为重要参考。在中医药文化传播活动中，政府由原来的单向指令式计划部署转为互动倾听式统筹规划。传统媒体在目前的中医药文化传播活动中仍能发挥一定资源优势，但传播主体地位有所动摇。传统媒体在科学信息加工和信息处理上依然具备优势，能够更专业地将从中医药学科共同体和政府获得的中医药知识及相关内容进行整合转换，以更丰富、生动和直观的表现方式进行有效传播。因此，短期内传统媒体不会被自媒体取代，但未来融合媒体更适合作为中医药文化传播的主体参与者。

第二，关于传播什么的问题。科学传播理论认为，现代科学传播包括一阶科学传播内容和二阶科学传播内容，其既包括对科学事实、科学进展状况、科学技术中的具体知识的传播，又包括对与科学技术有关的更高一层的观念性东西的传播，包括科学技术方法、科学技术过程、科学精神、科学技术思想、科学技术之于社会的影响等。

中医药的“整体观”代表了自然－生物－心理－社会的“整体医学模式”。无论是中医药的经典医理、医方，还是依托于五运六气等核心理念而成的太极、健身气功等，中医药传统理念与产品形态其实都可以融入在人们日常生活的每一个环节、每一个生活习惯与方式，而非仅在病症之治。现代健康认知哲学和生活方式不可离中医理念，中医药也已成为中华传统文化中不可或缺的重要内容。所以，中医药的传承和发展问题，需要置于社会、科学、哲学等多学科理论与实践视角之下讨论。中医药科学精神和人文精神是中医药文化的一体两翼，中医药文化传播需要将两种精神熔铸于中医药文化认同的构建和提升的实践中。其不仅需要传播中医药知识，更需要传播中医药精神，传播中医药所蕴含的历史、地理、民族习俗、风土人情、文学艺术、道德和行为规范、价值观念等人文元素。

在目前的中医药文化传播过程中，疾病治疗和保健养生知识往往作为主要内容，而在中医精神、中医医史、中医与社会、中医与人文、中医与自然、中医与西医、中医发展进展等方面涉及不足。从中医药事业本身发展的角度看，不论何种传播主体，都不宜过于简单地、一味地进行中医药知识说教，还要注重对中医药的思维模式、方法论和价值观进行阐释[156]，全面构思和创新新时代下中医药文化传播的内容。

第三，关于怎样传播的问题。目前，中医药文化传播主要由国家政策推动，以大众传媒机构为主，借助传统大众媒介及实物媒介实施，内容多为中医基本养生保健知识，表现形式主要为文本和实物，传播内容专业化易导致晦涩难懂，同时内容资源仍缺乏有效挖掘和整合；传播目标群体的针对性覆盖不够理想、持续性和深度性参与较弱；传播形式与手段较为单一，缺乏协同整合。

怎样传播的问题一直是科学传播理论关注的焦点，在科学传播理论中涉及权威解说模式、传播连续区模式、杜兰特互动模式和网络模式。而现代的科学传播活动应该是主要基于网络的互动循环模式，新时代下的中医药文化传播的运行机制表现为众多相互联系和作用的多主体传播形式及多线路传播手段与方法实践。由于传播形式、手段和方法的讨论是中医药文化认同构建和提升对策分析的重点，以下将进一步基于前文所讨论的历史叙事和媒介文化表征对中医药文化认同构建和提升的影响机制展开具体分析。

文化表征是一个将事物、概念、符号相互连接，实现文化价值及意义的生产、流通的过程，其具有文化认同构建的功能。该功能取决于两个系统的运用：第一个系统为历史叙事系统，用以将人、物、事经过心理表象成为人们头脑中的概念图；第二个系统称为媒介文化表征系统，用以将前面的概念图经过符号系统产生可以沟通和分享的意义。可以说，历史叙事是文化表征的方法，媒介文化表征是文化表征的手段和方式。如此一来，文化表征理论就是以共享的概念图、语言系统和驾驭它们之间转化关系的各种符码为根据来思考文化的议题，其所关注的已超出了现实表象，而更关注的是对表象的深层意义进行表征阐释，更关注文化意义是如何被构建、流通及认同的。

因此，当我们在新时代背景下再次思考中医药文化议题时，有必要尝试从文化表征理论出发，在构建和提升中医药文化认同过程中，需要分析如何有效处理中医药文化的表征实践。中医药文化表征实践涉及中医药文化意义的生产、流通和效果产生。根据文化循环模型，这一文化表征实践对中医药文化认同的作用主要表现在规范、表征、生产、消费和认同 5 个环节。其中，规范环节是通过历史叙事经由还原式叙事和拟情式叙事呈现中医药历史面貌和情节，形成其文化事实和价值规范。表征环节是通过媒体媒介系统的再符号化处理实现中医药文化历史叙事内容的转化，使得再呈现、再生产的是符合时代特征和发展要求的中医药文化意义和价值观念（生产环节），并能与受众共情互动，易于受众接受及理解（消费环节）。在意义与价值被受众解码之后转化为他们的意识（认知、情感）和行为，促成相互间的分享及参与实践，实现中医药文化认同（认同环节）。

基于此，本书从新时代中医药文化认同所面临的问题出发，以科学传播理论和文化循环模型为基础提出“真实—再现—参与”的中医药文化认同构建和提升的对策框架，并沿着“历史叙事—媒介表征—媒介融合”的路径探讨中医药文化认同构建和提升的具体对策与路径（图 6.3）。

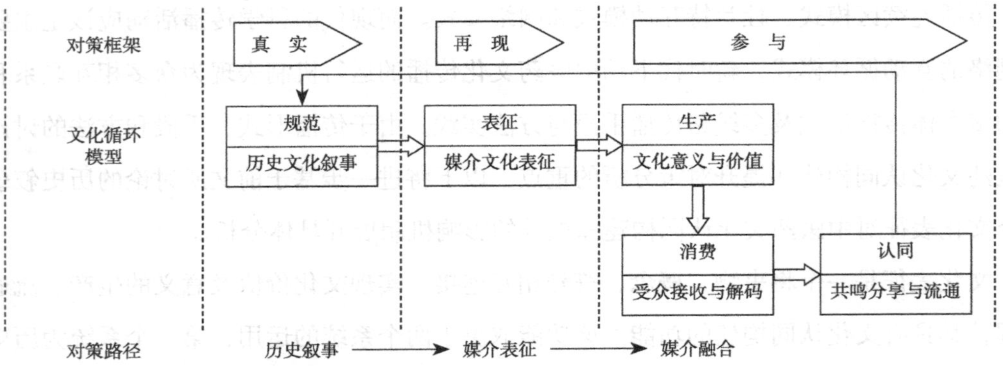

图 6.3 中医药文化认同构建和提升的具体对策框架与路径

6.3.1 中医药文化的历史叙事策略

无论是 White 的"诗性逻辑"历史叙事理论还是 Rüsen 的"理性逻辑"历史叙事理论，都有对历史叙事模式、方法等策略问题的讨论。White 基于语言分析哲学将历史叙事视为一种话语模式。它将特定的事件序列依时间顺序纳入一个能为人理解和把握的语言结构，从而赋予其意义。他认为，历史具有诗学的一面，将历史看成是情节化、言辞结构、表现和意识形态的产物，强化了历史事实的呈现具有多重维度。如此一来，历史叙事展开的话语结构就涉及编年、故事以及情节化模式、论证模式和意识形态蕴涵模式[102]。

Rüsen 则基于大陆哲学以历史理性为视角，将历史叙事视为对历史意识的进一步组织、构建、模拟、精细化、具体化的过程。在由历史意识经历史叙事到历史意义的过程中，历史叙事通过促成历史连续性从而给予人类生活以时间导向，形成历史认同。他认为，历史是时间经验的意义形成，是人类运用历史意识将自然时间转化为人类时间并赋予意义的过程，也是人类历史意识的叙事性构建。由此从历史意识与历史叙事的关系角度阐明了历史意识的 3 种叙事能力，从而构建和分析了历史叙事的形式、内容和功能，并进一步分析了历史叙事的 4 种模式，即传统叙事模式、典范叙事模式、批判叙事模式以及进化叙事模式。

虽然 White 的叙事理论将历史叙事的中心放在语言和世界表现的可能性的关系问题上，而 Rüsen 则是从历史叙事的逻辑思维入手，着重探讨历史写作的起点和结构展现如何实现的问题，但是，就历史叙事的过程和目的而言，无论有意或无意，两者却表现出相似之处。

在诗性逻辑下，历史叙事经由编年、故事、叙事话语模式及方法，来完成历史叙事并赋予意义。最终，历史叙事依赖诗性语言和言语结构形成历史文本，沟通了叙事所报告的事件和我们文化中习惯用来赋予不熟悉的事件和状况的情节结构，从而使人们熟悉事件，并告诉人们如何思考事件，赋予人们对这些事件的思考以不同的情感价值[157]。

在理性逻辑下，历史叙事的路径是从历史意识出发，经过历史叙事再到历史意义形成。由于历史意识的抽象化，其只有经过历史叙事即历史意识的文本化，才能赋予历史意识以行动力和影响力，从而在人类实践生活领域内最终形成历史意义。如此看来，历史叙事也是一种语言学层面的操作，是作为历史意识的延续发展和实现形式，是对历史意识的进一步组织、构建、模拟、精细化、具体化的过程，同样也主要表现在历史文本上，而文本化的结果，即历史意识通过叙事功能获得权限的最终走向是讲述一个故事。这个故事作为历史意义的表现物而存在，综合了历史思考的主观和客观性因素，包含了人类对时间变迁的把握和理解以及生命的体验和集体族群记忆，可用以在时间长河中寻求认同和为实践生活提供指引[117]。

由此可见，历史叙事最终是在于借助历史文本或故事的形式来作为承载历史记忆的媒介，使得客观存在的历史事件通过叙事能够展现在人们面前。而叙事的言语、结构和模式可以实现意义的赋予，以使人们理解历史文化、寻求历史文化认同。

叙事是历史再现的主要方式，中医药有着非常丰富且复杂的历史记忆。中医药历史叙事是对其历史记忆发生、发展和现实摄义的重构，依据历史现实中发生过的或者医史文献中所记载的真实发生过的已然事件，建构主观记忆和文化认同是中医药历史叙事的价值归旨所在[120]。由于中医医史所涉及的人（名医名家）、物（中医典籍、遗迹、器具）、事（诊疗实践、历史社会事件）蕴涵了中医药发展过程中所创造和积累的物质财富和精神财富，形成了相应的物质文化、制度文化和心理文化，中医药历史叙事也可称为中医药历史的文化叙事，中医药文化需要以“故事叙事”的方式有效传播。

如 Rüsen 所指出，历史意识的叙事能力总体上指的是人类运用历史意识对过往经验、现实生活和未来情感导向之间的关系进行辨别、取舍、加工、解释和内在化的一个过程[117]。中医药历史文化叙事是在结合了过去与现在、历史记忆与当代价值的评价和选择的基础上进行的。这种评价和选择决定中医药历史文化叙事内容的取舍和叙事方式的运用。特别是在新时代背景下选择怎样的叙事素材、叙事话语结构和叙事模式等叙事策略，将关系到中医药历史文化记忆的社会意义型塑以及中医药文化认同的构建和提升。

1）叙事素材

纵观中医药的发展历程，它不仅包含了中医与西医的碰撞，更凸显了中西方文化之间关于话语权争夺的冲突。中西医之间的撞击，不只是表面上两种医学体系的竞争，实质上是背后两种文化、两种思维方式、两种哲学观念的论争。

近代中国长期存在的中西文化之争，是中西医撞击论战的主要时代背景。19世纪中期，中西文化之争就已初现端倪。此后，从洋务派与顽固派的争执，到维新派与守旧派对垒，再到新文化运动中新旧之争，中西文化之争贯穿其中。论战引发两种路向的发展：一方面，在昌明新学中寻求新路，西方文化的传播促进了自然科学的发展和科学精神的确立，建立与传统的思辨哲学所截然不同、以科学为支柱的新的文化价值系统；另一方面，在返归传统中寻求依据，现代民族主义思想的普及与发展也促使人们在各个领域展开了与西方争夺生存空间的斗争，其中也包括医学领域。

文化既有开放性又有民族性，中西医论战实质上是异质文化的冲突与融合。在中西文化之争中，如果一个民族全盘否定自己的传统，就会失去民族自信心，迷失方向。如果一个民族心甘情愿地接受异族的“同化”，这个民族离衰亡之日就越近。当一种文化失去其民族性时，它作为一个独立的文化也就不存在了。所以，传统文化和外来文化可以融合，但绝不能“同一”。任何一个有独立文化传统的国家，在全球化背景下，都要为维护本国的文化传统、文化利益和文化安全采取积极的措施[158]。在中西医论战中，一些人把中医等同于传统，并加以否定，认为传统就是与过去等同的死的东西，过去对现在与未来并没有积极的影响。近代文化思潮中经常将传统与复古、落后等贬义词联系在一起，尤其是西化派直接将中国近代的败亡归咎于传统的阻碍，视传统为“惰性”，对传统的憎恶之情溢于言表。然而，传统事实上是具有传承性和连续性特征的，一方面是时间上的传承与相继，另一方面是内容上的广博与积累。中医不是静止的医学，传统也会不断地被改造创新。在中西论战中，文化不仅是已成型的，还是处在不断发展创造之中的，而文化传统也构成了创造的基础。文化的创造不过是传统的增值和积累，文化的一点点积累形成文化传统，而文化的传统又构成了新文化的创造基础。传统文化不仅不是文化的惰性，反而是创造新文化的材料。

从中西医论战中汇通学派到今天的中西医结合，从早期强调的中体西用发展到今天的中医特色、优势、民族性、主体性，并有意识或无意识将振兴中医与振兴中华挂上钩，衍生出独立发展思潮，中医在与西医碰撞中表现出顽强的排他性和明显的民族自觉性。费孝通曾指出：“中华民族作为一个自觉的民族实体，是在近百年来中国和列强的对抗中出现的，但作为一个自在的民族实体，则是几千年的历史过程所形成的。”[159]所谓“自在”的民族意识，可以称之为民族意识的原生形态，所谓“自觉”的民族意识，即自觉的民族意识[160]。一个民族的自觉从文化上而言，应该首先表现为民族文化的认同，通过将民族共同文化的自在状态转变为自觉状态，使全民族清醒地意识到自己的民族特性，形成民族共同心理。

医学是文化的一个组成部分，因此，始终受着整个文化体系的制约。中西医冲突自然是自晚清以来中西文化冲突的一个组成部分，是两种体制、两种文化思潮的交互激荡、纷争与对话的一个侧面。在这样中西不同视野的交汇中，作为传统文化的中医始终是被动的，是被剥夺了话语权之后的有关话语权的争夺[161]。

正因为如此，权力话语结构和主流价值观应该作为中医药历史文化叙事的框架或语境。在任何成熟的文化体系中，都存在着特定的历史态度与文化情感，表达着一种内在的文化认同感[162]。中医药历史文化叙事需要把握话语的主动权。在中医药文化认同构建中，选择哪些叙事素材、采用何种叙事方式等都需要话语主体对当代社会主流发展方向的判断和把握。正如White所指出的“实践的过去”是不同于那些被职业史学家所认可的“历史的过去”的，“实践的过去”与“受压抑的记忆、梦和欲望”相关，它受着“现在”的影响，“现在”是选择“过去”的依据[163]。

中医药发展史留下的可叙事的素材多元，包括众多的人物传记、医史故事和精彩丰富的各家学说。这些素材背后又可以反映出一些重大历史事件以及特定的时代背景，包括社会的经济活动、政治活动、民俗生活等状况。总体上，中医药历史文化叙事应多选择那些能够突显中医药文化历史意义和当代价值的叙事素材，多选择那些易于被论证和情节化的进而当代受众更容易接受和理解的叙事素材，以及多选择那些能够有利于提升中医药文化认同，巩固和增强优秀传统文化及主流意识形态权力话语的叙事素材。

2）叙事话语结构

中医药历史文化叙事通过将某种类型的情节和论证模式施加于事件序列之上，实现对某些因素的选择性强调和赋予其特殊地位，进而将事件序列转化为某种意义模式，这种意义模式就体现在叙事话语结构中。中医药历史文化叙事的话语结构包括编年、故事、情节化模式、论证模式和意识形态蕴涵模式[118]，呈现为叙事展开的3个层次。

第一个层次为中医药历史编年和故事。中医医史中有很多属于编年史料，即编年史家根据历史事实依照事件发生时间先后顺序记录下来的文本。这些中医编年史料中所记载和描述的诸多事件和人物可以经情节化和论证模式，依据初始动机、过渡动机和终结动机完成故事叙事。这样的故事超越了单纯历史事实或事件的序列，具备一个相对连续完整的开端、中段和结局。各种事件由此就在故事里进入到了一种意义等级之中，共同构成了一个可以为人们所理解和把握历史及文化意义的过程。

第二个层次为中医药历史文化叙事的情节化模式和论证模式。情节化是一种将构成故事的事件序列展现为某一种特定类型的故事的方式，包括了诸如浪漫的、悲剧的、讽刺的甚至喜剧的模式。在故事叙述的过程中，如果赋予它一种悲剧的情节结构，则就是在按悲剧的方式来解释故事；若赋予故事的是一种浪漫的情节结构，那就是在按另外一种方式来解释故事。人们可以通过被叙事故事的类别来体会和思考该故事的意义。此外，故事的意义或者也可称之为故事叙事的文化意义，还应该通过叙事论证予以加强。所谓叙事论证，一般指通过不同的论证模式来说明和建构某些关于历史及文化解释的规律性的东西。在诗性逻辑的历史叙事理论中，White 概括了形式论、机械论、有机论和情境论 4 种叙事论证模式[118]。其中，形式论的叙事论证要求通过辨识并突出历史领域内某一对象的独特性来实现对对象的说明；情境论的叙事论证则要求将事件置于“情境”中，通过揭示它们与在同一情境下发生的其他事件的关系，以实现对对象的解释。在中医药发展历史进程中，有许多规律性的东西通过治法治则体现，如“三因制宜”“扶正祛邪”等。这些极具历史文化意义和当代价值的规律规则是深刻根植于独特的中医药发展的历史情境中的。每一阶段的人（名医名家）、物（中医典籍、遗迹、器具）、事（诊疗实践、历史社会事件）都可以借由形式论和情境论的论证模式进行叙事。由于机械论和有机论模式本质上反映的是系统思维，强调将历史领域内的单个对象视为它们所构成的整体的部分，且整体的意义和价值要大于部分。因此，这两种叙事论证模式主要体现在中医药历史文化的跨媒介叙事策略之中，此内容将在后文展开。

第三个层次为中医药历史叙事的意识形态蕴涵模式。由于意识形态蕴涵层面反映的是历史的性质是什么，以及研究过去对于理解现在而言具有何种意义这样一些问题上的立场，所以，中医药历史叙事的意识形态蕴涵模式主要体现在前面已经论述的关于中医药历史文化叙事素材的选择策略方面。

3）叙事模式

在中医药历史文化叙事中，同样一些事件或事件序列在叙事话语结构处理之外，还能够以不同的形式被纳入相应的叙事模式，从而获得不同的意义和解释。Rüsen 将历史意识作为分析历史叙事的起点，认为历史意识的叙事能力是人们运用历史意识对过往经验、现实生活和未来情感导向之间的关系进行辨别、取舍、加工、解释和内化的过程。它包括了历史意识的“历史经验”“历史诠释”和“历史导向”3种能力。其中，“历史经验”关涉的是历史叙事的内容，即前文所阐述的历史叙事素材选择问题；“历史导向”关涉的是历史叙事的功能，即前文所指出的意识形态蕴涵问题；而“历史诠释”能力则作为历史意识叙事或历史意识意义构建的核心环节，是促成过去、现在和未来的时间三维成为一个连贯的、有意义的时间过程。此能力主要涉及4种历史叙事模式的选择和运用，包括传统型叙事模式、典范型叙事模式、批判型叙事模式和进化型叙事模式。

中医药历史文化的传统型叙事模式将中医药传统视作人们现实生活导向的必备条件，以实现从过往经验中探寻今日生活习惯形成的源头，经由历史意识的叙事能力来回忆现在生活方式的起源。由于传统叙事使得构成原初生活方式的源头永恒化和持久化，并借此强化人们对所属文化类型的肯定而形成自我认同和文化认同。因此在进行中医药历史文化的传统型叙事时，通常选择肯定性的叙事素材，最典型的例子就是史料记载的内容。例如，神农尝百草这类历史叙事在中医药文化及其历史意识中具有极其重要的作用，甚至还作为中华传统文化的主要元素。此外，伴随着时代的发展，中医药历史文化的传统型叙事显然不是中医药历史文化叙事的所有。在新时代，还需要考虑传统叙事模式下的这类悠远的故事如何与当下普通民众日常生活领域发生联系，并通过历史叙事被不断地传递下去。这些又都涉及接下来所分析的其他叙事模式。

中医药历史文化的典范型叙事模式是作为传统型叙事模式的补充，其原因在于传统型叙事重点是那些史料记载的类似事件序列的传奇传记，其无法涵盖所有的历史记忆和历史经验。而实际上却还存在很多历史经验是经由整合归纳而成为了特定的规则和原则。这些规则原则如何能够被具体化阐述及解释则成了典范型叙事要解决的问题。中医药历史文化的典范型叙事将抽象的中医药文化精神内核、中医治则治法等阐发为鲜活的、具体的历史事例甚至实用的经验事实。抽象的中医医史经验由典范型叙事为民众提供了生动的范例，于是，民众就能够更好地参照这些范例来记忆、理解过去和指导现在。

中医药历史文化的批判型叙事模式的主要功能在于反思、质疑当前生活实践中占主导地位的历史诠释模式，从而为其他类型的历史叙事模式腾出空间[117]。例如，通过对曾经发生过的取消中医的活动、诋毁中医的行为等素材采用一种否定拒斥的态度和增强中医权力话语的方式完成叙事，便属于批判型历史叙事。显然，这种批判型叙事反思和质疑了某些当前社会中占主导地位的唯西医、唯西式思维、唯科学论的意识主张倾向。

中医药历史文化的进化型叙事模式与传统叙事模式有很大不同。它是在进化型历史意识的支配下，通过“改变”和“转化”使得过去的事实经验现时化，过往经验在当前的生活中获得了新的历史意义。这样的历史意义获取了超越持续性时间和固定性经验事实的巨大的深度和活力，从而使人们对中医药文化形成新的理解和认同成为可能。中医药历史文化的进化型叙事模式主要体现在后文所提出的中医药文化表征媒介融合策略。

总之，中医药文化历史叙事在满足了真实性原则的基础上，应该是一种关涉文化价值判断、基于时代价值合理性立场下的文化认同构建活动，而不能仅限于对已经沉寂的过去的简单描述记载。中医药文化历史叙事要求把中医医史中“时间次序”的真实性与中医药蕴涵的“当代价值”的合理性进行统一，同时沿着历史现实的客观性分析路径和文化价值的现代性分析路径展开。

6.3.2 中医药文化的媒介表征策略

1）中医药文化表征与媒介的关系

表征（Representation）这一概念的出现源于人们无法从直接经验中获取对事物（包括具象事物和抽象事物）的全面了解，而总是需要通过接触到不同的象征物，并经过思维加工实现对事物本质的再现。Hall 把这一原本属于哲学认知论的“再现”概念转化为结构主义符号学与“文化研究”相结合的“表征”概念，完成了对“再现”概念的文化转向[123]。至此，表征就作为一种意指或表意实践活动具有了文化建构功能。也因此，文化表征理论开始在文化研究领域中占有一席之地。

在 Hall 的文化表征理论中，表征是文化实践中产生的价值观念和文化意义在符号领域流通的途径，是社会个体形成认同的符号资源。文化表征理论非常强调语言的重要性，因为所有的文化实践都建立在意义的表达和传送的基础上，这都离不开语言的运用。需要注意的是，Hall 所说的语言是一种广义概念，它除了“语言”和“言语”的两个概念以外，还涵盖了任何有意指性功能来运载意义的符号。

中医药文化表征实践需要强调对现实记号、符号和叙事的分析与利用，同时由于现代社会所拥有的各种文化表征媒介，尤其是大众媒介、网络媒介，表征实践者能把在中医药发展历史中创造和积累的各种文化意义和价值观念通过叙事创新与符号发掘等表征实践进行再生产、再表达和再流通。本书中，中医药文化媒介表征是指通过媒介实现对中医药文化的表征的活动。它把“此时”已经过历史叙事的具有文化意义的事物及内容，通过媒介的作用再符号化地“转换”到文化文本之中，从而在符号领域重新产生、创造和流通来自中医药历史进程中的文化意义与价值观念。如果说中医药文化历史叙事解决的是如何将中医药文化的特征和事项“真实”“客观”“恰当”地传承、整理和情节化，那么，中医药文化媒介表征则解决的是通过什么样的媒介、采用什么样的方式对中医药文化历史叙事内容进行再呈现。

在中医药文化的媒介表征过程中，始终要关注广义语言符号系统的有效运用对中医药文化意义的生产和中医药文化传播的作用。中医药文化想要得到有效传播，需要按一定符码话语体系的规则操作方能实现，表征传播的手段方式以及表征传播活动涉及的结构和机制都将对中医药文化意义的生产和文化认同产生重要影响。这些都将通过媒介融合在中医药文化表征活动中的运用来体现。

2）媒介融合与中医药文化的表征

媒介融合（Media Convergence）也被称为媒体融合。有关研究认为，传媒研究领域中的媒介融合思想起源于 20 世纪 70 年代 Negroponte 在人类即将面临数字化浪潮到来时，前瞻性地提出的一种对印刷出版业、广播电视业和计算机业将呈现出重合交叠的发展势态的判断[164]。随后，Pool 在《自由的科技》（*Technologies of Freedom*）中提到数字技术的发展导致报纸、广播、电视以及电信业的边界慢慢消失，各种媒体呈现出多功能一体化的趋势，并将此归纳称为“传播形态的融合（Convergence of Modes）”[165]。这一观点在很大程度上提供了对媒介融合的一般注解。

随后，伴随着信息技术与互联网技术的蓬勃发展，以及媒体商业化和市场化进程的加快，不同媒体或媒介的合并整合不断加剧，传统媒体纷纷尝试触网的同时也开始组建大型跨媒体集团，最终促使媒体内容在不同媒介平台互通互享并实现整合化的传播，从而提高了影响力和竞争力。在此背景下，媒介融合在业界逐渐成为一个备受关注的议题，越来越多的研究者也开始展开对它的研究。综合国内外主要的研究成果看，对媒介融合的理解大致归纳为以下 5 个视角。

第一个是媒介技术视角。在此视角下，媒介融合被认为是传统媒介系统（如印刷媒介、广播、电视和电影）与“新”技术（如有线电视、数据广播和互联网）的结合，其本质在于“现代信息技术推进的信息传播的技术手段、功能结构和形态模式的界限改变及能量交换”[166]。持有这一视角的代表者有 Janet 和 Sabine、Yoffie、蔡雯、熊澄宇、高钢等人。其中，蔡雯[167]的观点较有代表性，其将媒介融合界定为一种“在以数字技术、网络技术和电子通信技术为核心的科学技术的推动下，组成大媒体业的各产业组织在经济利益和社会需求的驱动下通过合作、并购和整合等手段，实现不同媒介形态的内容融合、传播渠道融合和媒介终端融合的过程”。

第二个是市场与产业经济视角。例如，Greenstein 和 Khanna[168]将“媒介融合”理解为一种“为了适应产业增长而发生的产业边界的收缩或消失的活动。”该活动表现为“信息和内容产业，包括电信、邮政、广播、印刷媒体、多媒体、电子商务以及数据处理等累进整合成一系列相互连接的经济市场，以及一个建立在数字传播技术基础上的价值链的过程”[169]。

第三个是组织运营与管理视角。这一视角突出媒介机构本身的组织、管理和运作。媒介融合涉及了印刷的、音频的、视频的、互动性数字媒体组织之间的战略的、操作的、文化的联盟[170]。它是整合或利用处于单一所有权或混合所有权之下的报社、广播电视媒体，以增加新闻和信息平台的数量，并使稀缺的媒体资源得到最优配置。在规模经济和范围经济的作用下，这些融合的媒介形式以及被重新包装的媒介内容，将提供给受众更大的信息量，从而实现领先竞争对手、获得盈利、提供优质内容的目的，并最终在数字时代的媒体竞争中保持优势地位[171]。Gordon 也曾在其研究[172]中指出，对于媒介融合的理解可以从公司架构、媒体运作方式及成员工作方式 3 个层次来进行。除了技术融合以外，媒介融合可以区分为策略性（Tactical）融合、结构性（Structural）融合、所有权（Ownership）融合、信息获取技能（Information-gathering）融合以及叙事形式（Storytelling convergence）融合 5 种形态。其中，媒介策略性融合，通常指不同所有制下的报纸、广播、影视、互联网等媒体之间在具体内容和营销管理等领域的通力合作，如在业务经营方面的联合营销战术等，故其可称为“媒介集合”。而媒介组织结构性融合往往比媒介策略性融合的融合程度要深，其核心在于同一旗下各个媒介平台的整合。例如，一个传媒公司或者集团同时拥有报纸、电视、广播、网络等媒体形式，各媒体之间在统一的目标下最大程度地实现信息资源的共享、开发与整合，各媒体平台协同运作，使媒体公司或集团产生 1+1+1>3 的效果。这不仅能最大限度地做最好的新闻，还能最大限度地占领受众市场和广告市场，故其可被理解为“媒介整合”[173]。媒介所有权融合，即指不同媒介在融合、兼并过程中实现的所有权的集中，并在此基础上组建相对较大型的传媒集团，从而充分整合媒介资源，降低媒介运营成本，增强信息传播效益，打造媒介整体与核心竞争力，以此来应对国内外媒介市场的激烈竞争。所有权的融合，是媒介行为主体的充分融合，是媒介融合的内涵中层次最高的一种[170]。从广义上讲，媒介所有权的融合，既包括传媒领域内部各媒介机构之间的所有权融合，也包括传媒机构通过跨行业、跨领域发展，与其他领域内的相关机构所形成的所有权融合，如传媒业与电子产业、电信业等领域的所有权融合，故其被理解为"媒介融合"。

第四个是制度与文化视角。例如，陈伟军曾指出媒介融合"作为一种全新实践和话语重组，媒介及其相关要素的汇聚与整合，其影响不仅在技术层面，还会对我们时代的文化生态和思想框架造成巨大冲击"[174]。媒介融合造就了新的媒介生态和"融合文化"，一个新的文化秩序与文化格局正在形成。一方面，媒介融合丰富了文化本身的表现力，增强了社会文化的传播力。媒介技术和业务形态的融合与创新使文化本身有了更为丰富多样的表现形态和手法，图文并茂、声像兼备、动画及 3D 的样式使文化更富于表现力和感染力。加之融合型信息传输网络与信息接收终端的建设与开发，使文化本身有了更多的传播渠道与载体，为社会文化传播力和影响力的增强提供了有力支撑。另一方面，媒介融合激发了文化创造活力，促进了多元文化的产生与发展。由于媒介融合具有"双向互动"和"去中心化"等特质，作为融合文化参与主体的媒介内容生产者与消费者在媒介融合时代获得了多重角色和能力，越来越多的人开始积极参与到媒介内容的产销以及社会文化的交流与创作中来，极大地激发了社会文化的创造活力。大众文化、草根文化迅速崛起，由主流文化、精英文化占据文化权利主导地位的局面逐渐在改变，取而代之的是多元文化共生共荣的和谐局面。这不仅标志着文化权利的转移、平衡，以及文化格局的结构性变化，也说明了媒介融合在进一步促进文化的繁荣发展[175]。

第五个是综合观视角。国外代表者有 Jenkins、Dwyer 等人，他们认为媒介融合包括了技术融合、产业融合与监管融合，涉及技术、产业、文化和社会变迁等方面内容[176]。国内孟建、赵元珂[177]提出，媒介融合的表现形式主要有传媒业界跨领域的整合与并购以及媒介技术的融合。而陈映[178]则认为，媒介融合遵循了技术 – 经济范式，是一个涉及技术、经济、组织、社会文化及制度等多个构面和层次的概念。如果以一种系统论的观点来看，媒介融合绝不仅仅是一种共同的技术平台或者一种多媒体的传播行为。在媒介作为一种经济性概念的情况下，它既意味着一种全新的经济行为或结构，其实也是一种商业策略，是不同传媒产业之间的合作以及对传媒资本新结构的探寻；在媒介作为一种生产组织的维度下，所谓的媒介融合则表现为新闻生产流程和媒介组织结构的再造以及一种多媒体叙事方法；而从媒介作为一种社会文化生产机制视角出发，媒介融合则体现为一种参与性文化，是受众的极大解放以及传统秩序的分崩离析。因此，媒介融合不仅是一个涉及技术、经济、组织以及社会文化等多个构面和层次的概念，而且是人类社会发展进程中一个全新"技术 – 经济范式"的内核。而在这个新的"技术 – 经济"范式逐步构建与确立的过程中，媒介融合无疑是一种“创造性破坏”的力量。它不仅挑战了传统的生产方式，使得原有的产业结构和商业模式趋于瓦解，而且改变了人与人之间的交流方式以及人们的工作和生活方式，从而扩展了人类文化的内涵。

综上所述，无论从业界提出的媒介融合还是学界对媒介融合的理解来看，媒介融合是一种趋势，也是一个实践过程。媒介融合的实践内容既包括技术应用、内容生产，又包括产业整合和组织运营等。

以往研究普遍认为，Convergence 一词与大众传播真正意义上的结合，源于 20 世纪 70 年代中期计算机与网络技术的发展。这一时期所谓的媒介融合主要表现为媒介形式之间的结合以及媒介机构之间的整合。例如，报刊、广播、电视等传统媒介机构及其媒介内容表现形式的整合的最大动力，来自这些传统的媒介机构在技术变革趋势下所面临的生存压力。而这种压力和动力随着其后几十年间计算机通信技术以及 Internet 技术的飞速发展日益增强，相应地，媒介融合的要求和内容也发生了变化，从一般的媒介互动、媒介整合发展到媒介大融合。媒介融合不再只是局限于技术层面和产品层面的战术性融合。它也是关于经济和组织层面的结构性融合，同时更需要进行媒介产业、制度和文化方面的战略性融合。

而此时，当我们将目光投向我国中医药文化的媒介表征活动或者中医药文化传播实践领域时，不难发现其情形如此地相似。作为一种“创造性破坏”的力量，媒介融合不仅挑战了传统的中医药文化的媒介表征方式，使得原有的中医药文化传播的产业结构和模式趋于瓦解，还促使我们必须重新思考新时代下中医药文化认同构建和提升的新方式和新途径。

作为中医药文化传播的主要实施主体之一的传统媒介组织目前所面临的是更加快速的技术迭代裂变、更加多元的受众需求偏好和更加复杂的舆论生态环境。VR、AR、5G、AI 等技术相继推出并在传媒领域逐渐应用，受众阅读的碎片化、接收信息的跨屏化、感官的体验化（视频化和社交化），网络媒体、自媒体在媒介生态中日益活跃并广受欢迎，这些都将影响传统媒介组织在中医药文化表征活动中的“音量”和“音效”。因此，面对这样的局面时，中医药文化表征过程中的媒介融合将成为现阶段我国中医药文化传播改革的当务之急。

结合前文所分析的中医药文化科学传播属性，本书将中医药文化表征的媒介融合定义为：政府或行业主导下的媒介组织围绕着中医药一阶传播内容和二阶传播内容所进行的一种涉及技术、经济、组织以及文化的中医药文化媒介表征实践。

3）中医药文化表征的媒介融合策略

根据陈映[178]对媒介概念的回溯和梳理，发现媒介从最初的“中介”“介质”的含义延伸扩展到更多方面的理解。媒介既作为一种传播的载体、渠道或手段，又作为生产和消费的统一体，其中包括了作为商品的媒介以及作为产业的媒介，最后还可作为新闻生产和传播的机构或系统的这类媒介理解。因此，鉴于媒介概念的多层次性，结合以上所述的媒介融合的综合观视角和内容，中医药文化表征的媒介融合策略具体体现在 3 个不同的阶段中，其主要涉及技术因素驱动的表征形式的融合、经济因素驱动的表征内容的融合以及文化因素驱动的表征生态的融合（表 6.1）。

表 6.1　技术、经济和文化因素驱动的中医药文化表征媒介融合策略

阶段与类型	主体	层次与特点	思维	内容输出	对象	目标与结果
1.0 阶段：技术因素驱动的表征形式融合	“旧”媒介机构	“集合”表征（A、B、C、D）	技术思维	栏目、节目、活动	受众	接收与认知
2.0 阶段：经济因素驱动的表征内容融合	“大”媒介产业	“整合”表征（A+B+C+D）	用户思维	产品、服务	用户	体验与理解
3.0 阶段：文化因素驱动的表征生态融合	“全”媒介生态	“融合”表征（A×B×C×D）	互联网思维	文化 IP、品牌	粉丝	卷入与认同

（1）技术因素驱动的表征形式的融合策略

该策略属于中医药文化表征的 1.0 阶段，主要体现为技术层面的融合，总体上属于技术要素驱动下的表征形式融合的阶段。在该阶段，媒介主要是被视作一种传播的渠道和载体。中医药文化表征的策略和内容主要包括两类：一类是各种传统媒介渠道形式的融合，包括大众媒介的融合表征、大众媒介与其他媒介的融合表征；另一类则是传统媒介与新媒介载体形式的融合。在技术因素驱动的中医药文化表征形式的融合策略下，中医药文化表征的主体一方面需要借助各种类型的传统大众媒介继续加强对中医药文化的表征和传播，另一方面也要综合利用好包括电子媒介、实物媒介、人体媒介以及新媒介等在内的媒介资源在中医药文化表征活动中的作用。

中医药文化表征活动除了利用各种广播、电视节目和报刊报道来传播、宣传中医药文化的相关内容，引导社会民众对中医药文化的了解和认同以外，还要整合其他媒介资源。无论是图书、光碟、横幅、墙报、传单、宣传栏、广告牌、网站、手机应用程序等信息载体，还是学校、博物馆、文化馆、纪念馆、图书馆、文化遗址等实物资源，以及宣讲团、义诊团、专家等组织机构及人员，都可被视为具有传播功能的广义媒介或广义语言符号系统，能够为表征中医药文化提供多种渠道，对增强中医药文化认同具有积极作用。具体的表征形式的融合策略与做法可以从以下 3 个方面实现，分别为大众媒介形式的融合表征、大众媒介与其他媒介形式的融合表征、传统媒介与新媒介载体形式的融合表征。

首先，关于大众媒介形式的融合表征。一方面，传统大众媒介机构要继续充分利用自己的优势，在中医药相关的议程设置、节目安排、舆论引导等方面发挥作用，运用报道、评论、访谈、广告等形式，安排专题节目、栏目和版面，推动指导创作一批蕴含中医药知识、承载中医药文化的优秀中医药专题片、纪录片，增加社会民众对中医药的了解与认同。另一方面，成立中医药文化科普媒体传播联盟，提供优秀中医药文化科普专家资源，配合新闻出版、广电总局打造中医药文化类栏目和中医养生类节目的品牌。电台、电视台开办医疗养生类节目，坚持以宣传普及疾病预防、控制、治疗和养生保健等科学知识为主体内容，坚持真实、科学、权威、实用的原则，杜绝夸大夸张或虚假宣传。

其次，在大众媒介与其他媒介的融合表征方面，通过建设中医药博物馆，展出中医药文物实物；引入中医药健康理念，推出融健康养生知识、养生保健经验、健康娱乐于一体的中医药健康文化体验场馆；重视中医药经典医籍利用，挖掘民间诊疗技术和方药，整理编撰中医药名人典故、历史传说、逸闻轶事，制作中医药文化读物材料；在遗迹遗址、社区公园，以及中医药教育机构、医疗机构和有关企业中，建立中医药文化科普基地，依托科普基础设施工程，联合中医药行业协会共同制作中医药养生保健知识展板、中医药文化宣传阅报栏、绘制中医药文化宣传墙、中医药食疗药膳漫画，深入宣传中医药发展简史及中医药养生保健知识方法等内容；深入农村、学校、机关、社区等，组织开展科普巡讲、知识大赛、义诊咨询等中医药文化科普宣传活动，讲授中医药饮食、起居、情志调摄、食疗药膳、运动锻炼等养生保健知识。

组织基层医疗卫生机构对城乡居民开展中医药健康教育服务，使民众进一步掌握中医药文化知识。鉴于目前医疗机构已成为中医药科普宣传的主要场所，有必要加强通过中医医院院内发放宣传折页、设置宣传栏、播放视频等形式，宣传和介绍中医药的基础知识、养生保健方法和健康文化。同时，中医医疗机构可以尝试加强与大众媒体的合作，主动向媒体提供中医药文化科普专家资源，共同制作推出一批高质量、高水平的中医药文化科普图书、栏目等，向民众传授准确、科学、权威的中医药文化科普知识。

最后，在传统媒介与新媒介载体形式的融合表征方面，通过开通中医药科普微信号、微博号以及建设中医药文化科普网站、栏目或频道，运用手机等移动终端及社交网络、应用程序等新技术新手段，扩大中医药科普知识覆盖范围。

在现阶段下，国内的中医药文化传播活动基本采用的是这些中医药文化表征形式融合的策略和做法。例如，以政府管理部门为主体研究制定了《中国公民中医养生保健素养》《健康教育中医药基本内容》，为中医药文化科普提供标准文本。整合了专家资源，组建专家委员会，指导全行业中医药文化建设和科普宣传工作，深入机关、学校、厂矿等宣传中医药养生保健方法；每年举办中医药健康知识科普讲座，发放中医药健康教育资料。开展了“一行三进”，即“中医中药中国行——中医药健康文化推进行动”，以及中医药进乡村、进社区、进家庭。建设了国家级和省级中医药文化科普基地，收藏展出了中医药文物和中医药实物等。国家中医药管理局开通了官方科普微信“中国中医”，并会同中国网共同建设了“中国中医”频道；中国中医药出版社、中国中医药报社、中医养生保健杂志社等行业权威媒体也都先后开通微信公众号，发挥了新媒体形势下的舆论引导、权威知识信息传播的重要功能。部分省份（如云南、广东等）也充分利用网站、微信等新媒介形式，报道所在地中医药发展动态、普及中医药知识。

值得注意的是，这些中医药文化表征和传播活动确实在一定范围和程度上取得了效果，但它本质上仍然属于“中心广播式”的传统科普宣传模式。它是由国家政策推动，以大众传媒机构为主，借助传统大众媒介及实物媒介实施，内容多为中医基本养生保健知识，表现形式主要为文本和实物，表征出来的内容较为专业化而相对晦涩，同时缺乏有效挖掘和融合而明显同质，对象群体的针对性覆盖不够理想、持续互动和深度参与不够。虽然相关官方机构和媒介组织也开始重视发挥新媒介在中医药文化表征和传播中的作用，借助 IT 和互联网技术先后开通网站、“两微一端”，但大多也只是将线下的中医药科普知识和相关内容挂网上线，新媒介平台更多扮演的是一个“在线告知”的角色，实质上仍未摆脱“权威 – 大众”“表达 – 接受”的传统科普模式，如国家中医药管理局开通的官方微信公众号“中国中医”（图 6.4）以及与中国网共同建设的“中国中医”频道（图 6.5）上所设计和提供的栏目及内容。总体上，这些做法都是在固守内容优势，缺乏用户思维下所完成的中医药文化表征形式的融合，属于技术因素驱动下的中医药文化媒介表征做法。

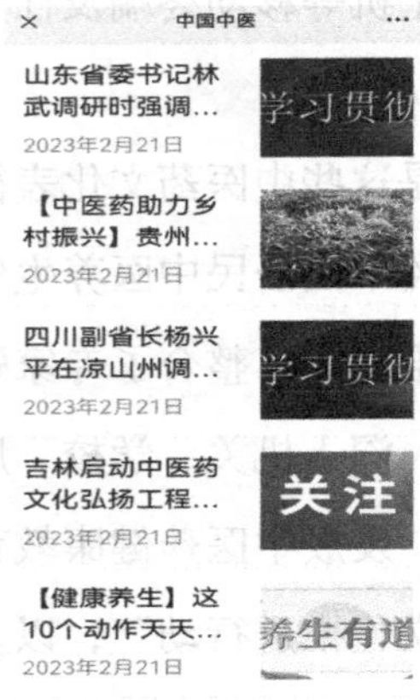

图 6.4　“中国中医”微信公众号

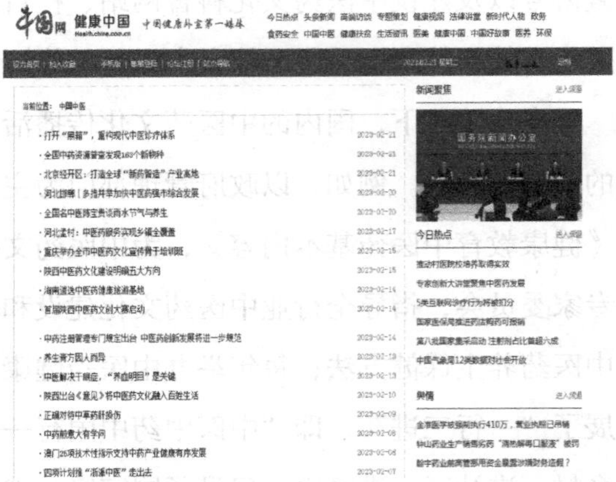

图 6.5　中国网“中国中医”频道

（2）经济因素驱动的表征内容的融合策略

该策略属于中医药文化表征的 2.0 阶段，主要体现为内容层面的融合，总体上属于经济要素驱动下的表征内容融合的阶段。在该阶段，媒介被视作中医药文化生产和消费的统一体，主要表现为基于中医药文化内容的产品和服务。

经济因素驱动下的中医药文化媒介表征实质上也是市场驱动的，其表征活动需要符合市场供求规律。在该阶段，中医药文化的媒介表征首先要重视以需求方为导向，了解目前受众用户的特点，适应用户需求和行为的改变，整合中医药文化产品和服务，以有效的中医药文化的表征内容融合来更好地服务用户，优化用户体验，提高用户黏性；并以此为基础，加强中医药文化产业的供给侧结构性改革，丰富中医药文化产品和服务，扩大有效供给。具体的表征内容的融合策略和做法从以下两个方面实现。

第一个方面是关于需求方驱动下的中医药文化媒介表征内容融合。如果说 1.0 阶段在技术思维主导下，由不同媒介形式融合表征出来的是节目、栏目或者活动，那么 2.0 阶段表征和输出的内容不应该是同质的，在形式上也不只是改个版面、改个节目，在不同媒介渠道中重复地宣传灌输。中医药文化表征应采取用户思维、产品导向，以产品和服务为媒介来表征和输出中医药文化的内容，相应产品和服务的开发应该是整合性的，分发应该是精准性的，体验应该是社交性的。

中医药文化媒介表征所面向的受众用户现在已经呈现出视频化、移动化、跨屏化、社交化、服务化等特点。他们的需求也不再只是停留在接受消息、消费信息上，还发展到要转发再生产信息、发现和获取信息背后延伸的服务[179][180]。与此相对应的，中医药文化媒介表征的主体的身份属性也应该多元，不仅定位于科普宣传的传统渠道角色，还应该积极尝试向服务、体验、社群去延伸，向内容商甚至服务商转变。中医药文化表征和传播不局限于以科普知识宣传来满足公众需求，而是要通过有效整合行业和社会资源，围绕着中医药文化相关内容来生产科普知识、新闻内容、社交主题，并提供相应的健康生活、文化娱乐、生活购物等服务。显然，这些产品和服务作为一种媒介承载了中医药文化的内容，应该满足的是全新的文化市场生态对整合式解决方案的需求。它们作为一个个中医药文化与受众用户的接触点，不能再以若干分离的、互不相干的形式或同质的形式呈现，在内容融合后，实现的是“A+B>A、B”的效果。此时，中医药文化表征主体应该关注产品和服务的融合有效性，包括怎样提供不同的中医药文化产品和服务才能使其整合的价值实现最大化，不同的中医药文化产品和服务适合通过哪些平台或渠道提供，受众用户在什么环境下接触、获取以及如何使用这些中医药文化产品和服务。在此基础上，中医药文化表征和传播活动就要符合受众用户生活和消费的场景化（实时 + 碎片）、智能化（个性化与多样化需求）趋势，采取用户为中心、位置为基准、服务为增值价值的思路，充分整合利用大数据、云计算以及 AI 技术在内容制作和内容分发上的应用优势，做到中医药文化产品和服务的及时推送、精准分发，优化受众用户的体验，使其切身感受到中医药文化的价值。

总而言之，在 1.0 阶段的传统科普模式下，中医药文化表征和传播的主体坚持权威内容优势，却很大程度上忽视了用户。而在 2.0 阶段，中医药文化表征和传播的主体则要改变过去按照政策指令、机构性质、部门类型，条块式地输出科普信息和活动的一般做法，采用“用户为先、产品为核、渠道在后”[181] 的策略，在需求方驱动下进行中医药文化媒介表征内容融合，通过内容、渠道、平台、经营和管理等方面的充分整合搭建统一平台。该平台一方面融合了中医药文化相关的内容产品和延伸服务，另一方面实现了基于用户场景的精准分发和推送。最终，通过相关内容的融合、产品和服务的整合，给受众用户带来中医药文化的价值聚合。

第二个方面是关于供给侧结构性改革驱动下的中医药文化媒介表征内容融合。当媒介扮演着生产和消费的统一体时，它其中既包括了作为商品的媒介，也包括作为产业的媒介。中医药文化科普作品、中医药文化产品和服务都有其自身不可忽略的产业价值。因此，中医药文化媒介表征内容融合还必须进一步要求将中医药文化纳入文化产业发展，借助中医药与文化产业的全面融合来实现。在创作一批承载中医药文化的创意产品和文化精品的同时，加强中医药与广播影视、新闻出版、数字出版、工艺美术、动漫游戏、旅游餐饮、体育演艺、文化会展等有效融合，发展新型中医药文化产品和服务。

随着我国居民文化消费需求不断发展，多元化、多层次文化消费格局逐渐形成，文化与互联网、旅游、体育等诸多行业逐步融合发展，跨界融合已成为文化产业发展最突出的特点。文化产品和服务的生产、传播、消费的数字化、网络化进程加快，新的文化业态应运而生，数字内容、动漫游戏、视频直播等基于互联网和移动互联网的新型文化业态成为文化产业发展的新动能和新增长点，“互联网 + 文化”成为文化产业发展的重要趋势。尤其是数字技术的发展打破了文化产业的一些壁垒，产生了新载体，不仅为传统相关产业赋能，还在数字生产中进一步融入数字加工、数字创意等内容，使得产业趋于一体化。

在文化产业跨界融合特别是数字文化产业不断和其他实体经济加速融合的趋势下，中医药文化媒介表征必须在文化产业与文化事业、文化产业不同门类、文化产业与相关产业深度融合的基础上，进一步拓展中医药文化产业的发展空间，实施中医药文化领域的供给侧结构性改革，以创新供给带动需求扩展，创新文化产品和服务供给方式，优化文化产品和服务供给结构，提升文化产品和服务供给质量，扩大文化产品和服务的有效供给，满足新时代下民众日益增长、不断升级和个性化的文化需求。具体而言，供给侧结构性改革驱动下的中医药文化媒介表征内容融合策略包括以下两个方面：

一方面，实现中医药文化创意和设计服务与消费品工业深度融合，提升中医药文化产品附加价值；鼓励中医药文化与建筑、地产等行业结合，注重中医药文化建设与人居环境相协调，以文化创意为引领，建设有中医药文化内涵的公共空间（如特色街区、园区或城镇）；加强中医药文化产业与旅游业、农业的有机结合，以中医药文化提升旅游的内涵，以旅游扩大中医药文化的传播和消费；开发中医药农业种植文化遗产，发展集农耕体验、田园观光、教育展示、文化创意于一体的中医药特色农业。

另一方面，加强中医药与数字文化产业的深度融合，促进高新技术在中医药与工业、农业和服务业融合过程中的应用，尤其要发展以文化创意内容为核心，依托数字技术进行创作、生产、传播和服务的中医药数字文化产业。系统梳理中医药传统文化资源，以中华美学精神引领创意设计，把传统元素与时尚元素、民族特色与世界潮流结合起来，推动中医药文化优秀内容的数字化转化和创新，丰富中医药数字文化创意内容制作与供给。大力开发适宜互联网、移动终端等载体的中医药数字文化产品，充分利用 AR、VR、全息影像技术在中医药文物保护、中医博物馆展示展览及文化演艺等方面的应用，以及数据、AI 技术在中医药科普内容创作和分发、3D 打印技术在中医药文化创意产品制造、混合现实

（Mixed Reality，MR）技术在中医药数字出版甚至相关系列游戏中的应用，最终促进中医药优秀文化产品的多平台展示、多媒介触达、多终端推送。

在以上这些媒介文化表征融合方面，同样代表了中华优秀传统文化的故宫文化、敦煌文化目前已取得了一定的传播效果和成绩。例如，故宫通过数字技术让故宫文化真正地走进民众，多款数字产品上线，“全景故宫”涵盖故宫所有开放区域，用户受众打开网页或手机，点击 VR 模式，即可享受沉浸式体验；故宫“数字文物库”公开 186 万余件藏品基本信息，展示 5 万件精选的高清文物影像；小程序“故宫：口袋宫匠”帮助玩家用户在游戏中体验搭建“养心殿”“慈宁宫”等宫殿的过程。敦煌研究院推出的小程序“云游敦煌”，对海量文物资源进行线上编码，转化成更适合广大受众欣赏的文化产品；从事壁画临摹的专家通过直播介绍敦煌壁画的绘制过程，讲解员化身“带货”主播，推荐带有敦煌元素的文创产品，现场演示九色鹿丝巾的戴法，讲述背后的历史文化知识，网友还可以与主播互动，咨询问题，依据喜好订制个性化产品等。而在中医药方面，目前国家中医药博物馆正在积极尝试更为生动和多元化的线上展览展示方式（图 6.6），网站上除博物馆全景介绍、文化栏目、典藏栏目、科普栏目以外，还利用三维、VR 等数字技术开设了云展频道：“华踪医迹——东南亚华侨华人与中医药文化展”（图 6.7），以及专题频道：道地本草数字展厅（图 6.8）。

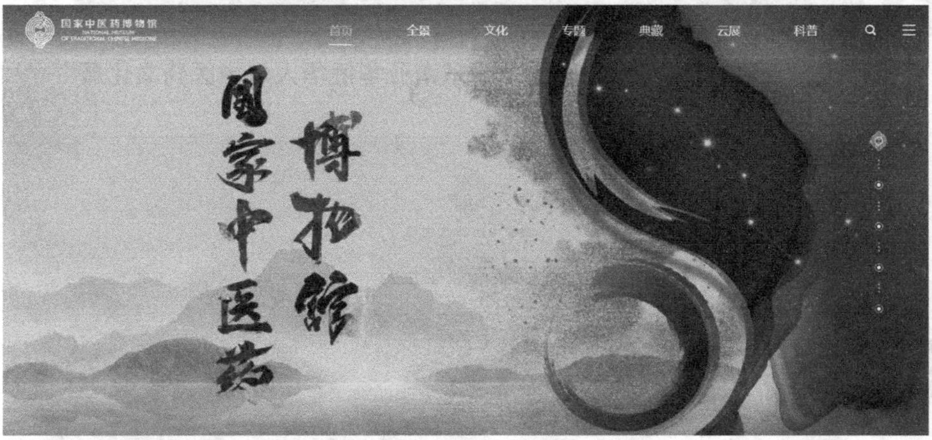

图 6.6　国家中医药博物馆首页

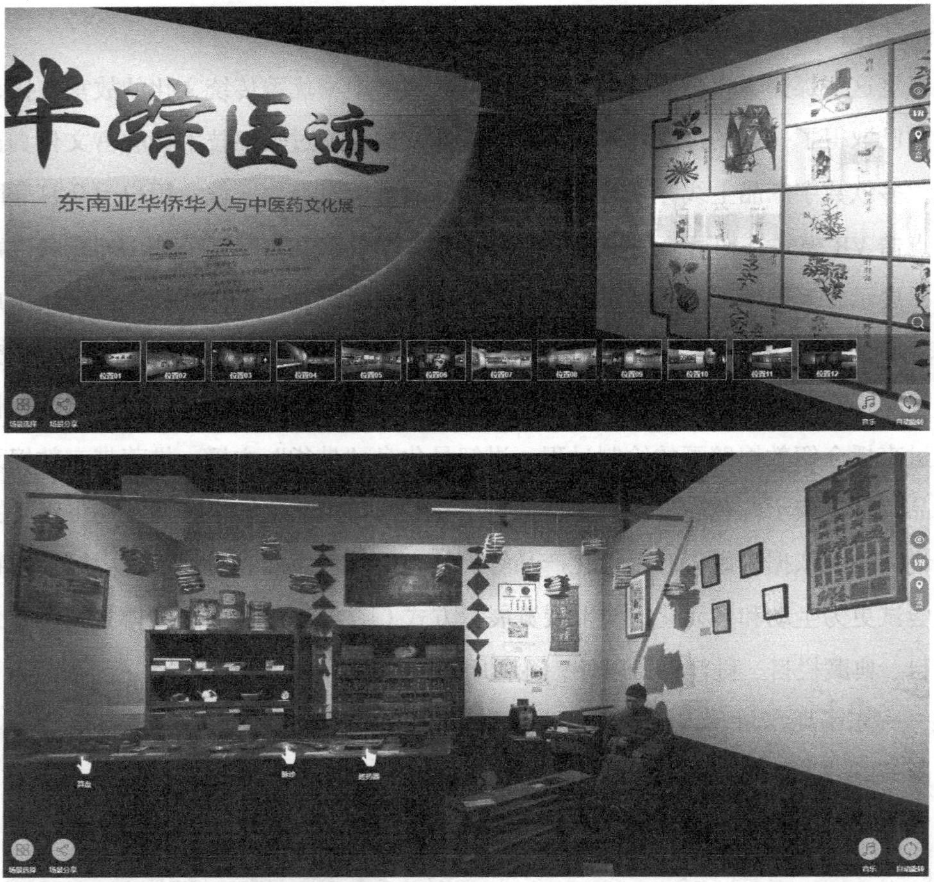

图 6.7　云展频道：“华踪医迹——东南亚华侨华人与中医药文化展”

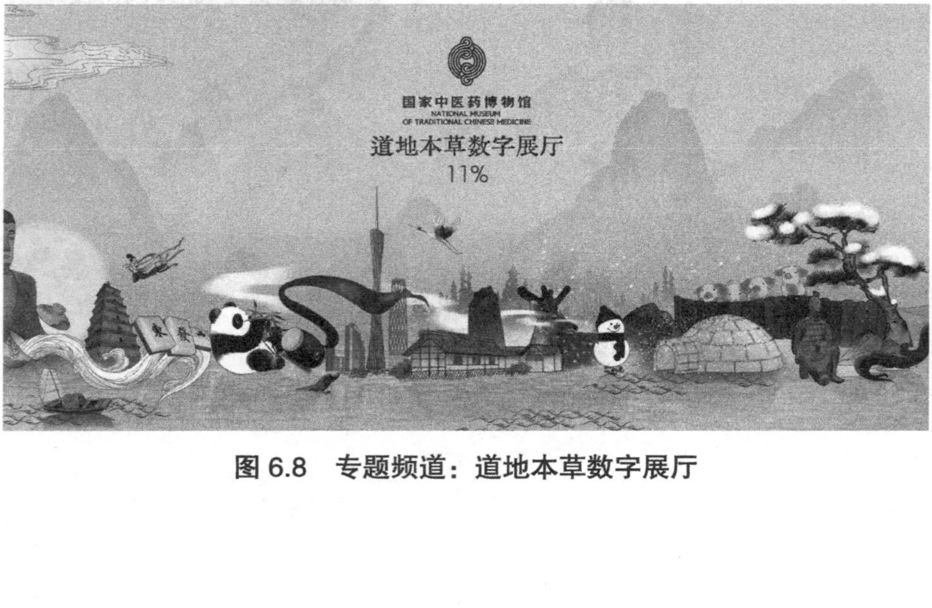

图 6.8　专题频道：道地本草数字展厅

（3）文化因素驱动的表征生态的融合策略

该策略属于中医药文化表征的 3.0 阶段，主要体现为生态层面的融合，总体上属于文化要素驱动下的表征生态融合的阶段。Jenkins 在其研究中曾强调媒介融合除了表现在技术和管理层面，还表现在文化层面，融合改变的是“现有的技术、产业、市场、内容风格以及受众这些因素之间的关系”[182]。融合既是一个自上而下由技术和组织机构推动的过程，也是一个自下而上由受众和用户推动的过程，不能将媒介融合简单地等同于“新媒介取代旧媒介”。变革既显现于技术层面，也彰显于文化层面。文化要素在媒介融合进程中作为观念价值领域的变革起着不容忽视的重要作用[183]。因此，在该阶段，媒介被视作一种社会文化机制[178]，在此机制下，媒介融合由“参与性文化（Participatory Folkculture）”[184] 驱动，体现为媒介生态和运行秩序的变化。

中医药文化表征从 1.0 到 3.0 阶段，其媒介融合最先是表现在渠道形式融合上，而后是内容功能的融合，之后再是组织机构的融合。组织机构的融合又会促使中医药文化表征的内容、渠道、手段、功能、形态等方面的进一步融合，而全媒介生态系统则是媒介融合的最终形式。

全媒介生态系统并非简单地由相关媒介组织和机构拼合而成。它必须是在基于新一代信息技术的全媒介技术体系、基于用户为中心的全媒介服务对象体系和基于场景化、智能化的全媒介产品与服务体系基础上[185]，进一步采取互联网思维，在流程优化、平台再造的全媒介体制机制支持下，通过运用跨媒介叙事策略与方法，打造基于统一文化 IP（Intellectual Property）及品牌的多应用、多业务、多模式的全媒介业态体系。所以，在中医药文化表征 3.0 阶段由文化因素驱动的表征生态的融合策略主要通过跨媒介叙事方法在中医药文化表征实践中的运用来实现。

中医药文化表征和传播目前主要采取传统科普宣传方法，大多将中医药文化内容稍加处理甚至原封不动地搬到线下活动场所或移接到新媒体平台，并未能有效利用新媒体以及媒介融合的优势，也未能有效满足现代受众的体验需求，本质上还未突破单向度和中心化的传播桎梏。在中医药传统文化中的那些神秘、模糊以及直觉体悟式的思维方式和内容，还多是借助传统的历史记录和线性叙事方式来表征，难以适应媒介融合趋势下传统文化的叙事和表征要求。而现在，叙事主体的多元化调整、叙事方式的交互式转换和叙事符号的全觉式呈现已经开始成为媒介融合生态环境中传统文化叙事及表征的新特点和新要求[186]。具体体现为：叙事主体从一元的信源辐射泛化为多层级叙事主体呈现；叙事方式从封闭的线性方式转化为交互的非线性方式；叙事符号从传统单一化升级为多元立体化。

以中医药文化为代表的传统文化叙事和表征的这些特点及要求在理论上反映在认知叙事学的理论研究中。认知叙事学代表人物 Herman、Ryan 等人在面对媒介文化逐渐呈现出种类繁多的跨媒介改编和跨媒介大众娱乐产品现象时，在分析哲学中“可能世界”（Possible Worlds）的基础上，从认知角度提出了“故事世界”，并将此作为跨媒介叙事的核心概念。这里的“故事世界”是指“大脑对被叙事以明确或隐含的方式唤起的世界的再现，无论这一叙事是用印刷文本形式，还是其他形式，如电影、漫画小说、手语、日常对话，甚或是被想象但并没有成为有形的艺术品的传说故事”[187]。认知叙事学研究者提出，叙事不仅是在时间中也是在空间上对事件的再现[188]；叙事不局限于文本方式，还包含了影像及其他非文本的意义建构方式；叙事作品的空间既包括了经典叙事学中的故事空间、话语空间，也包括受述者空间（受众所处的空间）和叙事文本的载体空间，如网络游戏、博物馆展览空间等[189]。

前述所提到的跨媒介叙事（Transmedia Storytelling）概念先由 Jenkins 于 2003 年提出，指由不同创作者使用不同媒介叙述和传播同一故事，每一种媒介形式对整个故事都有独特而有价值的贡献，最终构建出更宏大的故事世界，创造出更丰富的叙事体验[190]。由此可见，与经典叙事学侧重基于故事情节的封闭性叙事不同，跨媒介叙事强调基于故事世界的开放性叙事方式。在前者中，情节代表的是一种封闭的线性的事件组合，而后者中的故事世界则强调充分利用跨媒介协同的多层次、多途径的意义建构方式[189]，促成对特定意义或价值的认同。

目前来看，无论是中医药文化表征 1.0 阶段下技术因素驱动的表征形式融合，还是 2.0 阶段中经济因素驱动的表征内容融合，虽然它们都在一定程度上重视利用不同的媒介形式和平台载体来表征中医药文化，实现了中医药文化媒介表征的“集合”和“整合”，但还未能从认知叙事学的角度认识到媒介的变化以及媒介形式的多样化对中医药文化叙事和表征的深刻影响，从而尚难以实现跨媒介协同下的中医药文化表征生态的“融合”。

由于文化表征媒介的多样性，在媒介融合趋势下，中医药文化表征 3.0 阶段应该做到根据不同媒介为叙事带来的表达潜能及限制，建立起受媒介特性影响的中医药文化叙事结构和方式。根据经典叙事二元结构理论，故事中受话语影响的部分是“情节”，而“情节”的组织结构与发声位置会随着话语表达的媒介特性而变化[191]。这种由媒介变化所带来的叙事结构和方法的创新在媒介融合下主要体现为中医药文化的跨媒介叙事。然而更重要的还在于，这里所强调的中医药文化跨媒介叙事，与其说是媒介融合趋势下的一种内容生产方式，不如说是一种全新的传统文化运营策略和手段，具体体现在基于中医药文化 IP 及其品牌的打造及利用方面。概括而言，是指通过互媒（Inetermediality）、互文（Intertextuality）、集体智慧（Collective Intelligence）等策略和手段来构建一个承载中医药文化的故事世界，从而打造一个中医药文化的大 IP，并最终形成中医药文化的表征生态。主要内容包括以下 3 个方面：

第一，通过构建“故事世界”开发跨媒介叙事的核心文化资源，打造中医药的文化 IP。开发跨媒介叙事的中医药核心文化资源，就是要调动涵盖在多媒介语境下的能够获得“知识财产利益”的传统文化资源，使之在具体的媒介融合背景下，以普遍的固态文化呈现方式，向着有高度扩散潜质的、能附依于跨产业运营的液态文化呈现与扩散[186]。开发中医药核心文化资源，讲好中医故事，有利于中医药文化的表征和传播，其首先需要构建起一个能够支持跨媒介的故事世界。

中医药文化跨媒介叙事的故事世界必须建立一个故事核。故事核能够高度代表或反映中医药的核心文化，应该包括核心世界观与核心文本两个部分。其中，核心世界观是指故事世界运行的一系列价值法则或“预设结构”（Intended Structure）[192]，包括故事世界的价值观、时空场域、叙事逻辑、运行准则等。中医药文化从来都有其鲜明的价值观和运行法则，如“整体观”“天人合一”“顺应自然”“阴阳平衡”等。这些都可以作为中医药文化跨媒介叙事的故事世界核心世界观构建的资源，它们同时也构成了整个故事世界的内在结构。

此外，故事世界的核心世界观还必须依托一个核心文本。这类核心文本作为一种“元故事”能够抽象和承载中医药文化故事世界核心世界观中那些更具包容性和普适性的处世法则和生活态度，如“和谐共生”“心神合一”“和而不同”等，从而有利于在不同媒介或平台上进行延展、演绎和创生并唤起不同区域、性格、年龄、阶层受众的共鸣，最大限度地吸引受众用户参与、体验和分享。事实上，核心文本相当于为故事世界的外在结构提供了一个标准化等级（Canonical Hierarchy）[192]，即在经过扩张和延展形成的庞大的作品体系中每一个作品都应该基于该核心文本，所有作品在保有一定独特性和独立性的同时，都不与核心文本所提供的故事世界设定、内容及风格产生偏离。

第二，通过利用“互媒”“互文”支撑跨媒介叙事的核心文化资源，巩固中医药的文化 IP。中医药文化跨媒介叙事中的故事还需要经由互媒和互文进行媒介延展和叙事延展，形成一种耦合的叙事网络结构，构建一个清晰庞大的中医药文化的故事世界，并在受众心理创造出不同的文化价值和意义。这种文化价值和意义不再来自于基于线性封闭叙事下的完全同质内容的重复表征和传播，而是来自以话语层面的差异性和故事层面的相关性[193]为基础的跨媒介故事世界游历所带来的全新体验。

“互媒”，是指在中医药文化的跨媒介叙事中借助互媒性编织叙事表征网络，依靠不同媒介形式或平台的相互指涉、补充和整合进行媒介延展，通过文字、音乐、舞蹈、影像、VR、游戏以及线下、线上的各种相关活动、产品和服务等各种不同载体的感性体验来支撑和呈现中医药文化故事世界中的不同方面。如此一来，在媒介融合趋势下的中医药文化表征不仅得以超越单一的媒介单位，也不仅只是从传统媒介到新媒介的简单复制和移植，而是将多种类型的媒介表征形式和内容通过跨媒介协同叙事的方式实现有机整合，进而构建一个可以承载中医药文化 IP 的故事世界。

“互文”，是指在中医药文化的跨媒介叙事中借助互文性实现叙事延展，通过互相关联的多个文本的叙事共同构建中医药文化的故事世界。由于互文性是一个文本把其他文本纳入自身的现象，表现为一个文本与其他文本之间互为注释和补充关系的特性，即文本的含义由其他文本构成，其他文本为该文本作注脚，因此互文性是中医药文化故事世界构建的重要手段。如此一来，在媒介融合趋势下的中医药文化叙事不仅得以突破传统的线性封闭的历史文化叙事方式，也不仅只是各媒介中的同一故事或其不同版本的重复叙事，而是通过开发适应不同媒介特点的具有互文特性的故事文本，最终借助跨媒介协同叙事的方式实现有机融合，进而构建一个可以承载中医药文化 IP 的故事世界。

第三，通过激发“集体智慧”调用跨媒介叙事的核心文化资源，运营中医药的文化 IP。在某种程度上，经由跨媒介叙事策略及其互文、互媒手段构建的中医药文化的故事世界提供的是一种意义空间。跨媒介叙事建构的故事世界是一种基于互文性的被重新叙事的事件和情节的心理模型，存在于彼此关联且互不冲突的不同媒介的不同文本中，最终在受众心理创造出新的意义空间。由故事世界营造的意义空间因其具有可钻性和可延展性的特点，能够充分激发受众用户的群体智慧，实现中医药文化粉丝群体的沉浸式参与和持续卷入，形成文化群体内部的认同并促进对中医药文化价值和意义的认同，同时也有助于充分利用和发挥中医药文化 IP 的价值，实现中医药文化 IP 的运营与增值。

“参与性文化”作为 Jenkins 融合文化理论的核心[183]，其所反映的是媒介消费者角色的变化，他们的角色不再是被动的“受”众或者“用”户，他们本身所具有的参与性和创造性在媒介融合时代下被极大地凸显出来。中医药文化跨媒介叙事的受众不再作为信息接收器存在，也不再是只有体验没有表达，只有消费没有贡献，而更有可能作为“智慧型粉丝”构成一种知识型社群；最终，跨媒介叙事的受众通过粉丝社群式的“集体智慧”卷入中医药文化的故事世界中，因一个优质的故事核而聚集，通过追踪散落在各媒介平台的线索，收集信息，挖掘、发现故事背后的故事，甚至去延伸故事，以此寻求故事世界所蕴含的价值的认同[194]。

在另一方面，对故事世界所承载的中医药文化 IP 的运营则代表了新时代下中医药文化全新的生产、开发和利用模式。由意义空间所形成和聚集的中医药文化的“粉丝”群体在全媒介型生存状态下，通常以跨媒介的方式参与到故事世界中，以读者、活动受众、荧屏受众、产品用户、游戏玩家，甚至游客的身份，通过书本读物、线下主题活动、电影院、电视、手机电脑、实物产品、博物馆等媒介形式，或接收信息、参与活动，或消费产品、体验服务卷入到中医药文化的故事世界里。他们更乐于在中医药文化故事世界的意义空间范畴下，通过各种途径、方式分享或表现出他们的想法和观点，甚至贡献他们关于中医药文化故事世界的“发现”。此时，由跨媒介叙事构建的中医药文化故事世界反映了故事文本与参与性文化交互的现实，以及意义空间与真实社会生活之间交互的现实。所以，故事世界所承载的中医药文化 IP 的运营实质上反映了文化要素驱动下媒介表征生态融合的趋势，要求现有的技术、产业、市场、内容风格及受众等要素之间关系的变化，调动利用一切可能的媒介实施中医药文化 IP 的跨产业运营，在建构故事世界和挖掘 IP 价值的基础上，通过开发和利用基于中医药文化 IP 的产品和服务，打造一个能够在新时代下生动突显中医药文化价值和意义的媒介生态。

在利用跨媒介叙事策略和方法成功打造文化 IP 及其品牌，实现全媒介业态体系方面较为成功的案例之一是漫威文化 IP 系列。漫威系列作品通常都被置于其构建的故事世界即漫威宇宙之中，每个英雄及其故事都拥有相对独立的地位，同时又与其他英雄及故事巧妙关联。这样的话语和情节设置使得漫威宇宙的叙事策略实现了互文，也为各类媒介和平台提供了可供挖掘和延展的不同角度、时空及人物的素材，实现了互媒式的媒介延展[195]。在互文和互媒的跨媒介叙事下，漫威宇宙故事世界的外部结构即故事文本体系越来越丰富，一方面，使得故事世界的对抗性内部结构更加清晰和鲜明；另一方面，也促进了各故事文本中经现实映射而来的英雄角色被延伸提炼为英雄、自由、正义、团结等精神或文化意义象征。以这些为基础，漫威系列作品以故事世界的内部结构即故事核为基础，利用各英雄人物、故事及其象征意义等适时打造了漫威文化 IP，并加强在各类媒介和平台创造品牌化效应。漫威文化 IP 俘获了大量的粉丝群体，在故事世界的延展过程中完成了粉丝群体的融合和粉丝文化的构建，并借助粉丝们的自发行为进行再创作和传播，进一步扩大了粉丝圈层和漫威文化的影响[196]。最终，凭借 IP 运营和智慧型粉丝的深度卷入，漫威文化及品牌得以跨越多媒介平台搭建起庞大的全媒介业态体系，漫威文化符号借漫画、影视、玩具、游戏等多领域，以及日用服装、食品饮料、数码金融、线上线下等多业态和多场景全面持续输出，实现了媒介融合式的漫威文化表征，提升了漫威文化及品牌的影响力。

虽然虚构的幻想世界是故事世界建构的典型，漫威宇宙便是成功的代表，但是，故事世界的吸引力往往与其结构的完整性和设定的想象力有关，而与其是否与现实相近无关[193]。因此，跨媒介叙事的故事世界，并非只局限于虚拟的世界，其也同样可以以历史史料及其他形态的相关记载为基础叙事进而营造一个意义空间。在此方面，和中医药文化一样作为我国传统文化代表之一的故宫文化基于跨媒介叙事的文化 IP 的实现和推广便是典型代表。

近年来，故宫充分利用影视、纪录片、文化综艺、“两微一端”、游戏等各类媒介和平台进行故宫文化的跨媒介叙事。一方面，在互媒性的叙事结构下，各种文化元素及内容通过不同媒介平台来叙事和表征，历史人物元素主要通过影视媒介进行，如《末代皇帝》《延禧攻略》等；主题微故事主要通过微博、微信平台进行，如“故宫博物院”“微故宫”微信公众号等；文物藏品主要依托纪录片和文化综艺等媒介，如《我在故宫修文物》《上新了·故宫》；而关于文化建筑和服饰等元素则借助了游戏平台，如“天天爱消除”“奇迹暖暖”等。另一方面，在互文性的叙事内容上，各叙事文本相互交织和联结。例如，文化综艺《上新了·故宫》和电影《末代皇帝》两者之间拥有共同的故事人物，但却选取了不同的叙事内容，从而形成了互文的关系。电影专注于呈现溥仪作为末代皇帝跌宕起伏的一生，而文化综艺注重于挖掘历史史实，从故宫现存的文物中讲述细节故事，两者所传递的故事信息会在受众的头脑中相互补充、融合，共同建构了一段关于溥仪的完整的历史故事[197]。在跨媒介叙事中，故宫借助互媒性的叙事结构和互文性的叙事内容，营造了一个专属故宫文化的意义空间，成功打造了鲜明的故宫 IP。故宫 IP 下的各种文化符号又都是被置于不同媒介平台进行针对性开发。这些符号通过各种形式渗入到人们的日常生活中。例如，故宫博物院发起的“爱上这座城”“紫禁城的初雪”“紫禁城里过大年”“故宫博物院上元之夜”等微博话题充分结合了民众生活话题，从而让故事不仅停留在各种常见媒介中，更是成了人们日常生活中可感知和互动的部分，营造出故事世界时刻在身边的现实效果。而文化综艺《上新了·故宫》更是发起故宫文创产品的众筹，每一期推出由设计师和高校学生联合设计的若干款融合日常生活使用场景的故宫 IP 创意产品，然后由网民投票以决定生产哪些产品，最终成功营造出一种沉浸式的互动体验，让故宫文化在不知不觉中渗入生活。此时，故宫文化的传播对象已不再只是单纯的信息接收者，而是承载了故宫文化的产品的使用者，也是故宫文化故事世界的参与者甚至是故宫文化的贡献者。他们在使用、参与、分享和贡献的体验过程中形成了社群式的故宫文化粉丝；而随着文化粉丝的持续参与、深度卷入和广泛拓展，故宫 IP 的影响力和价值进一步提升；借助多元化和跨界式的媒介及平台，基于故宫 IP 的全媒介业态体系也开始形成。故宫文化得以通过影视、综艺、游戏等领域，以及日用服装、食品餐饮、线上线下等多业态和多场景全面输出，实现了传统文化在新时代下的媒介融合式表征，促进了故宫文化的传播和影响。

第7章 结语

人类社会发展过程中的文化认同问题由来已久，中医药文化认同关系到我国中医药事业的持续发展，一直是值得研究的问题。本书针对目前中医药文化认同的现实和理论问题，从认同理论着手梳理评述了有关认同和文化认同的研究，以此为基础，重点分析了中医药文化认同研究的现状，总结和讨论了未来研究应关注的问题和发展方向，它们分别是需要明确中医药文化认同的概念和操作化定义、进行中医药文化认同水平的规范测量和调查、进一步探究中医药文化认同的影响因素与机制、分析中医药文化认同的构建与提升对策。鉴于以上分析，本书进行了相应研究，研究结果及主要结论如下：

明确了中医药文化认同的概念和结构。所谓中医药文化认同，是指人们对中医药文化特征内容和形式的认知、情感和行为。其中，中医药文化的认知是指对其文化特征内容和形式的认识、理解。中医药文化的情感是指对其文化特征内容和形式的价值判断倾向。中医药文化的行为是指对其文化特征内容和形式的行动反应倾向或行为状态。作为中医药文化认同的对象，即中医药文化特征内容和形式既包括中医的核心价值观念以及思维模式方面的内容，又包括中医药疗效、中医药文化作品、中医药产品、中医药事业发展等文化形式。在新时代背景下，理解中医药文化认同概念应该在广义的文化范畴下进行。研究中医药文化认同问题应该遵循态度情感说而非价值类型说。

开发了一个具有良好信度和效度的中医药文化认同量表（TCMCIS）。该量表是在结合传统中医药文化研究与心理学测量的基础上，根据心理学理论中关于认同和态度紧密联系的假定，通过态度心理结构来评估中医药文化认同这一构念。中医药文化认同量表包含18个测项和3个测量维度，其中，6项测量中医药文化认同认知维度，5项测量中医药文化认同情感维度，7项测量中医药文化认同行为维度。该量表为调查评价中医药文化认同现状提供了测量工具。

通过关于中医药文化认同现状的问卷调查，发现目前我国民众对中医药文化的总体认同水平并不低，但青年人群对中医药文化的认同程度不及中老年人群，同时民众对中医药隐文化的认同水平相较于显文化更高。而在中医药院校大学生群体中虽然表现出的中医药文化认同水平整体较好，但在性别和年龄方面存在显著差异，同时中医药院校大学生的中医药文化认同受到校园文化建设、健康生活观念和社会政策支持的共同影响。此外，实施了一个关于中医药文化认同水平改善的实验研究，发现通过新媒体的应用接触中医药信息能够明显提高青年人群的中医药文化认同水平。由于考虑到中医药文化认同的内隐性及建构性特征，本书并未针对一般公众实证考察中医药文化认同水平的影响因素，而是以文化认同的相关研究为基础，通过质性研究探析了历史叙事和媒介文化表征对中医药文化认同的影响。

研究了历史叙事对中医药文化认同的影响。历史叙事也称为“历史的文化叙事”，历史文化经由“故事叙事”的方式得以传播。而历史叙事对中医药文化认同的影响具体表现为：叙事是建构认同的主要手段。叙事认同理论中所主张的“认同”实质上就是一种“叙事”。这种叙事是一种其“情节”能够根据认同的建构需要而被重新“组织和诠释”的过程。作为一种建构性的叙事，中医药文化认同对情节的遴选通常是围绕着与“过去”的关系来展开，即通过对中医药的历史事件和文化特质进行叙事性的重构来实现文化认同的转换，且最终中医药历史文化叙事应同时取道于“理性知识立场”和“共情式的理解立场”，通过“还原式叙事”和“拟情式叙事”等方式来影响中医药文化认同，实现民众与中医药文化的共情和共鸣。

研究了媒介文化表征对中医药文化认同的影响。一方面，表征是文化实践中产生的价值观念和文化意义在符号领域流通的途径，是社会个体形成认同的符号资源；另一方面，文化表征作为一个将事物、概念、符号相互连接，实现文化价值及意义的生产、流通的过程，其通常具有表意实践和文化认同构建的功能。它既包括历史叙事，又包含了媒介的文化表征实践。作为文化表征的重要方式或途径，媒介文化表征是指通过媒介实现文化的表征的活动。它把“此时”已经具有文化意义的事物（已经过历史叙事的内容）通过媒介符号的作用“转换”（再符号化）到文化文本之中，从而在符号领域重新产生、创造和流通来自历史生活的文化意义与价值观念。媒介的中医药文化表征可以借助广义语言符号系统表征中医药文化事实和价值规范，采取系统的符码生产或增值与这些事实和规范相关的、易于受众接受理解的文化意义和价值观念，促进受众对中医药文化的共鸣互动、流通分享，从而构建和增强中医药文化认同水平。

总之，中医药文化表征实践包含了历史叙事和媒介文化表征。其中，历史叙事是方法，媒介文化表征是途径。它们对中医药文化认同的作用主要表现在规范、表征、生产、消费和认同5个环节。其中，规范环节是通过历史叙事经由还原式叙事和拟情式叙事呈现中医药历史面貌和情节，形成其文化事实和价值规范。表征环节是通过媒体媒介系统的再符号化处理实现中医药文化历史叙事内容的转化，使得再呈现、再生产的是符合时代特征和发展要求的中医药文化意义和价值观念（生产环节），并能与受众共情互动，易于受众接受及理解（消费环节）；在意义与价值被受众解码之后转化为他们的意识（认知、情感）和行为，促成相互间的分享及参与实践，实现中医药文化认同（认同环节）。

在综合了中医药文化认同调查和实验研究的结果，以及历史叙事和媒介文化表征对中医药文化认同的影响分析之后，本书从新时代中医药文化认同所面临的问题出发，以科学传播理论和文化循环理论模型为基础提出了“真实—再现—参与”的中医药文化认同构建和提升的对策框架，并沿着“历史叙事—媒介表征—媒介融合”的路径探讨了中医药文化认同构建和提升的具体对策。

要充分重视并利用历史叙事方法来加强中医药文化认同的构建。本书基于“诗性逻辑”叙事理论与“理性逻辑”叙事理论的分析，认为历史叙事最终是在于借助历史文本或故事的形式来作为承载历史记忆的媒介，使得客观存在的历史事件通过叙事能够展现在人们面前，而叙事的言语、结构和模式可以实现意义的赋予以使人们理解历史文化、寻求历史文化认同。由于中医医史所涉及的人（名医名家）、物（中医典籍、遗迹、器具）、事（诊疗实践、历史社会事件）蕴涵了中医药发展过程中所创造和积累的物质财富和精神财富，形成了相应的物质文化、制度文化和心理文化，中医药历史叙事也可称为中医药历史的文化叙事。中医药文化需要以“故事叙事”的方式有效传播，尤其在新时代下如何讲好中医故事，以及选择怎样的叙事素材、叙事话语结构和叙事模式等这些叙事策略将关系到中医药历史文化记忆的社会意义型塑以及中医药文化认同的构建。首先，权力话语结构和社会主流价值观应作为中医药历史文化叙事的框架或语境。中医药历史文化叙事应主要选择那些能够突显中医药文化历史意义和当代价值的叙事素材，重点选择那些易被论证和情节化的进而当代受众更容易接受和理解的叙事素材，以及能够有利于巩固和增强优秀传统文化及主流意识形态权力话语的叙事素材。其次，合理应用中医药历史文化叙事话语结构和叙事模式。中医药历史文化叙事既要关注中医药文化认同的事实性特征，又要重视其建构性特征，尤其是在全球化的新时代背景下影响中医药文化认同的因素更加复杂。媒介多元、信息爆炸、受众对象跨世代与年轻化等都要求必须突破单一理性立场下的还原式叙事方式，即中医药历史编年和故事式的话语结构，以及传统型的历史文化叙事模式，充分遵循文化认同的互动性和建构性特征，积极尝试共情立场下的拟情式叙事方式，采取诸如浪漫的、悲剧的、讽刺的等各类情节化模式，形式论、机械论、有机论和情境论的叙事论证模式，以及诸如典范型、批判型和进化型等非传统型的历史文化叙事模式。总之，中医药文化的历史叙事在满足了真实性原则的基础上，应该是一种关涉文化价值判断、基于时代价值合理性立场下的文化认同构建活动，而不能仅限于对已经沉寂的过去的简单描述记载。中医药文化的历史叙事要求把中医医史中"时间次序"的真实性与中医药蕴涵的"当代价值"的合理性进行统一，沿着历史现实的客观性分析路径和文化价值的现代性分析路径展开。

要充分重视并利用媒介表征方式来促进中医药文化认同的提升。中医药文化媒介表征是指通过媒介实现对中医药文化的表征的过程。它解决的是通过什么样的媒介、采用什么样的方式对中医药文化历史叙事内容进行再呈现。在中医药文化的媒介表征过程中，要关注广义语言符号系统的有效运用对中医药文化意义的生产和中医药文化认同提升的作用。尤其是在面对新时代快速的技术迭代、多元的受众偏好和复杂的舆论环境时，传统机构在中医药文化表征活动中的"音量"和"音效"都要及时调整，而媒介融合将成为有效的调整方式。

结合中医药文化科学传播属性和媒介融合的相关研究，本书认为中医药文化表征的媒介融合是指政府或行业主导下的媒介组织围绕着中医药一阶传播内容和二阶传播内容所进行的一种涉及技术、经济、组织以及文化的中医药文化媒介表征实践。其策略综合体现在 3 个不同的阶段中，主要涉及技术要素驱动的表征形式的融合、经济要素驱动的表征内容的融合以及文化要素驱动的表征生态的融合。

在中医药文化表征 1.0 阶段，媒介被视为一种传播的渠道和载体，主要表现为不断进化的传媒技术。由技术因素驱动的中医药文化表征形式的融合策略分别为大众媒介形式的融合表征、大众媒介与其他媒介形式的融合表征、传统媒介与新媒介载体形式的融合表征。中医药文化表征主体，一方面，需要借助传统大众媒介继续加强对中医药文化的表征和传播；另一方面，也要综合利用好包括电子媒介、实物媒介、人体媒介以及新媒介等在内的媒介资源在中医药文化表征活动中的作用。我国目前的中医药文化传播活动本质上还属于"中心广播式"的传统科普宣传模式，基本处在中医药文化表征的 1.0 阶段，特征表现为：以国家政府部门和大众传媒机构为主，借助传统大众媒介及实物媒介实施，内容多为中医基本养生保健知识，主要呈现为文本和实物形式，表征出来的内容较为专业而相对晦涩且同质；受众对象的针对性不够并缺乏持续互动和深度参与。

在中医药文化表征 2.0 阶段，媒介被视作中医药文化生产和消费的统一体，主要表现为基于中医药文化内容的产品和服务。经济因素驱动下的中医药文化媒介表征应由市场驱动，其表征活动要符合市场供求规律。所以，该阶段中医药文化表征内容的融合策略包括两个方面：其一是需求方驱动下的中医药文化媒介表征内容融合，要采取用户思维、产品导向，以产品和服务为媒介来表征和输出中医药文化的内容，相应产品和服务的开发应该是整合性的，分发应该是精准性的，体验应该是社交性的；其二是供给结构性侧改革驱动下的中医药文化媒介表征内容融合，要将中医药文化纳入文化产业发展，借助中医药与文化产业的全面融合来实现。特别是在文化产业跨界融合趋势下，中医药文化媒介表征必须在文化产业与文化事业、文化产业不同门类、文化产业与相关产业的深度融合基础上，不断拓展中医药文化产业的发展空间，优化中医药文化产品和服务供给结构。例如，实现中医药文化创意和设计服务与消费品工业深度融合，加强中医药文化产业与旅游业、农业的有机结合；加强中医药与数字文化产业的深度融合，促进高新技术在中医药与工业、农业和服务业融合过程中的应用，丰富中医药数字文化创意内容制作与供给；大力开发适宜互联网、移动终端等载体的中医药数字文化产品，促进中医药优秀文化产品的多平台展示、多媒介触达和多终端推送。

在中医药文化表征 3.0 阶段，媒介被视作一种社会文化机制，主要表现为基于参与性文化的中医药文化媒介生态和运行体系。该阶段中医药文化表征生态的融合策略指的是跨媒介叙事策略的应用。作为一种全新的传统文化运营方式，中医药文化跨媒介叙事策略主要体现为基于中医药文化 IP 及其品牌的打造和利用方面。它通过互媒、互文、集体智慧等策略和手段构建一个承载中医药文化的故事世界，打造中医药文化 IP，并最终形成中医药文化的全媒介生态系统。策略主要包括 3 种：其一，通过构建“故事世界”开发跨媒介叙事的核心文化资源，打造中医药的文化 IP；其二，通过利用“互媒”“互文”支撑跨媒介叙事的核心文化资源，巩固中医药的文化 IP；其三，通过激发“集体智慧”调用跨媒介叙事的核心文化资源，运营中医药的文化 IP。

总而言之，相较于国外，国内民众尤其是青年人群对中医药文化的认同将更直接地影响中医药事业的持续发展。目前，在这些受众中已呈现出视频化、移动化、跨屏化、社交化和服务化的特点，他们的需求不再只是停留在接受消息、消费信息上，还发展到要转发再生产信息、发现和获取信息背后延伸的产品和服务。故在新时代下，中医药文化表征主体应该突破科普宣传的传统渠道角色，积极向服务、体验、社群延伸，其主体身份有必要尝试多元化；中医药文化表征和传播不局限于以科普知识宣传来满足公众需求，而是要通过媒介融合方式有效整合行业和社会资源，以文化 IP 和品牌运营策略为引领形成全媒介业态体系，围绕着中医药文化相关内容生产科普知识、新闻内容、社交主题，并提供相应的健康促进、文化娱乐、生活购物等产品与服务，使中医药文化全面有效地渗透到受众的生活中，潜移默化地构建和提升中医药文化认同。

附 录

中医药文化认同初始量表（42 个项目）

（1）中医药文化源远流长

（2）中医药文化代表着人与自然的和谐，符合自然规律

（3）中医药文化是传统优秀文化重要组成部分

（4）中医药文化博大精深

（5）中医传承是优秀传统文化复兴的重要途径

（6）中医标本兼治

（7）我赞成中医西化（R）

（8）中医药文化是架起中国和世界联通的重要桥梁

（9）我认为应该多制作（出现）一些反映中医药文化的影视作品

（10）中医诊疗副作用小，不易复发

（11）中医疗程长，见效慢，服用不便，不符合现代人生活习惯和节奏

（12）中医能起到有病治病、无病强身的作用

（13）我认为中医在应对疑难杂症时是非常有效的

（14）我为中医药文化感到自豪

（15）中医养生是维护日常健康的重要方式

（16）中医是国粹，是中华民族的瑰宝

（17）我认为中医是科学的

（18）我认为目前有必要传播和推广中医药文化

（19）如果可能的话，我会积极向别人介绍中医诊疗成功的案例

（20）如果生病了，我不排斥看中医

（21）我平时有通过各种途径来关注和了解中医食疗、中医养生知识

（22）政府应鼓励（基层）医疗机构优先选用中医给病人治病

（23）我反感有人说中医是伪科学

（24）中医诊疗便宜且有疗效

（25）我认为了解和学习一些中医知识对自己的生活有很大帮助

（26）中医是由先明的知识和经验得来，经过历史的验证

（27）我希望媒体中关于中医知识普及的节目越来越多

（28）我愿意购买中药类保健品

（29）如果能够选择，我并不排斥进入中医院校学习中医药专业

（30）在高校中设置中医药专业是有必要的

（31）在我了解了一些中医知识的情况下，我会主动向家人或朋友谈论并宣扬中医相关知识

（32）我相信中医养生保健中所提倡的内容

（33）如果患有慢性疾病，我会去医院看中医

（34）如身体有轻微不适，我会首先通过各种途径查阅和获取中医知识来尝试解决

（35）我会向他人推荐到中医医院就诊

（36）我觉得我们应该更加重视对中医药文化的继承和发展

（37）我难以接受他人对中医药文化的负面评价

（38）我愿意参加和中医相关的各种活动，如听中医讲座了解中医治则治法（三因制宜、调整阴阳、正治与反治）或学习针灸、推拿等基本知识

（39）中医应该受到政府的重视和扶持

（40）无论患何病，我不会首选中医就诊（R）

（41）我从不关注和了解中医养生知识（R）

（42）我觉得中医不靠谱，大多强调经验，诊疗效果不稳定（R）

参考文献

[1] 张其成 . 中医文化学体系的构建 [J]. 中国中医基础医学杂志 , 1999, 5(5): 52-54.
[2] 王东坡 . 论中医药文化与中医药哲学 [J]. 贵阳中医学院学报 , 2004, 26(3): 3-5.
[3] 薛公忱 . 中医药的文化定位问题 [J]. 南京中医药大学学报 (社会科学版), 2007, 8(3): 136-139.
[4] 吉文辉 . 试论中医药文化内涵的界定 [J]. 南京中医药大学学报 (社会科学版), 2009, 10(3): 133-136.
[5] 郑晓红 , 王旭东 . 中医文化的核心价值体系与核心价值观 [J]. 中医杂志 , 2012, 53(4): 271-273.
[6] 胡真 , 王华 . 中医药文化的内涵与外延 [J]. 中医杂志 , 2013, 54(3): 192-194.
[7] 王旭东 . 中医文化价值的基本概念及研究目标 [J]. 医学与哲学 (A), 2013, 34(4): 8-10.
[8] 张宗明 . 论中医文化基因的结构与功能 [J]. 自然辩证法研究 , 2015, 31(12): 52-57.
[9] 李海英 . 从文化认同看中医发展 [J]. 中医药文化 , 2010, 5(2): 19-22.
[10] 李春燕 . 论文化全球化背景下中医文化认同的构建 [J]. 环球中医药 , 2012, 5(11): 834-836.
[11] 李春燕 . 论中医文化认同危机的根源及其应对策略 [J]. 时珍国医国药 , 2013, 24(5): 1210-1212.
[12] 罗中华 , 云立新 , 张翔 , 等 . 甘肃省医生对中医认同度实证研究 [J]. 医学与社会 , 2013, 26(9): 1-4.
[13] 王雷 , 孙晓红 , 许超 , 等 . 论传统文化认同与中医的关系 [J]. 浙江中医药大学学报 , 2016, 40(4): 278-280.
[14] 乔宁宁 , 张宗明 . 中医文化身份的建构及其在跨文化传播中的价值适应 [J]. 中医杂志 , 2016, 57(7): 541-544.
[15] 海路 . 多重视角下的认同概念 [N]. 中国社会科学报 , 2010-03-30(11).
[16] 周晓虹 . 认同理论 : 社会学与心理学的分析路径 [J]. 社会科学 , 2008(4): 46-53.
[17] 李素华 . 对认同概念的理论述评 [J]. 兰州学刊 , 2005(4): 201-203.
[18] Tajfel H, Billig M G, Bundy R P, et al. Social categorization and intergroup behaviour[J]. European Journal of Social Psychology, 1971, 1(2): 149-178.
[19] Turner J C. Social categorization and the self-concept:a social cognitive theory of group behavior[J]. Advance in Group Process: Theory and Research,1985(2):77-80.
[20] Mol H. Identity and the sacred: a sketch for a new social-scientific theory of religion[M]. New York: Free Press, 1977.
[21] 王成兵 . 对当代认同概念的一种理解 [J]. 学习与探索 , 2004(6): 18-19.
[22] Erikson E H. Identity and the life cycle[M]. New York: Norton, 1980.
[23] 詹小美 , 王仕民 . 文化认同视域下的政治认同 [J]. 中国社会科学 , 2013(9): 27-39.
[24] 崔新建 . 文化认同及其根源 [J]. 北京师范大学学报 (社会科学版), 2004(4): 102-104.
[25] 方文 . 学科制度和社会认同 [M]. 北京 : 中国人民大学出版社 , 2008: 36-37.
[26] 张旭鹏 . 文化认同理论与欧洲一体化 [J]. 欧洲研究 , 2004, 22(4): 66-77.
[27] 滕宇思 . 欧洲文化认同的概念分析及其启示 [J]. 学理论 , 2010(20): 167-169.
[28] 戴维·莫利 , 凯文·罗宾斯 . 认同的空间 : 全球媒介、电子世界景观与文化边界 [M]. 司艳 , 译 . 南京 : 南京大学出版社 , 2001: 22-24.
[29] 张向东 . 认同的概念辨析 [J]. 湖南社会科学 , 2006(3): 78-80.
[30] 吉姆 · 麦克盖根 . 文化民粹主义 [M]. 南京 : 南京大学出版社 , 2001.
[31] Giddens A. Modernity and self-identity: self and society in the late modern age[M]. Cambridge: Polity

Press, 1991.
[32] Martin D C. The choices of identity[J]. Social Identities, 1995, 1(1): 5-20.
[33] Phinney J S. Ethnic identity in adolescents and adults: Review of research[J]. Psychological Bulletin, 1990, 108(3): 499-514.
[34] Padilla A M, Perez W. Acculturation, social identity, and social cognition: A new perspective[J]. Hispanic Journal of Behavioral Sciences, 2003, 25(1): 35-55.
[35] Schwartz S J, Montgomery M J, Briones E. The role of identity in acculturation among immigrant people: Theoretical propositions, empirical questions, and applied recommendations[J]. Human Development, 2006, 49(1): 1-30.
[36] 樊娟 . 新生代大学生文化认同危机调查研究 [J]. 中国青年政治学院学报 , 2009, 28(6): 11-16.
[37] 赵菁 , 张胜利 , 廖健太 . 论文化认同的实质与核心 [J]. 兰州学刊 , 2013(6): 184-189.
[38] 陆玉林 . 当代中国青年的文化认同问题 [J]. 当代青年研究 , 2012(5): 1-5.
[39] 钟星星 . 现代文化认同问题研究 [D]. 北京 : 中共中央党校 , 2014: 23-25.
[40] 雍琳 . 影响藏族大学生藏、汉族文化认同因素的研究 [D]. 兰州 : 西北师范大学 , 2001: 3-4.
[41] 王沛 , 胡发稳 . 民族文化认同 : 内涵与结构 [J]. 上海师范大学学报 (哲学社会科学版), 2011, 40(1): 101-107.
[42] Belay G. The (re)construction and negotiation of cultural identities in the age of globalization[J]. Interaction & Identity,1996（5）:319-346.
[43] Collier M J. Reconstructing cultural diversity in global relationships: negotiating the borderlands[M]. Communication and Global Society, New York:P. Lang Publishing Co.,2000:215-236.
[44] Suinn R M, Rickard-Figueroa K, Lew S, et al. The Suinn-lew Asian self-identity acculturation scale: An initial report[J]. Educational and Psychological Measurement, 1987, 47(2): 401-407.
[45] Phinney J S. The multigroup ethnic identity measure[J]. Journal of Adolescent Research, 1992, 7(2): 156-176.
[46] Phinney J S, Ong A D. Conceptualization and measurement of ethnic identity: Current status and future directions[J]. Journal of Counseling Psychology, 2007, 54(3): 271-281.
[47] Umaña-Taylor A J, Yazedjian A, Bámaca-Gómez M. Developing the ethnic identity scale using Eriksonian and social identity perspectives[J]. Identity, 2004, 4(1): 9-38.
[48] 石义彬 , 吴世文 . 大众传媒在文化身份再现和建构中的角色探究 [J]. 武汉大学学报 (人文科学版), 2011, 64(1): 118-122.
[49] 石义彬 , 熊慧 . 中国文化认同研究的理论、语境与方法 [J]. 新闻传播 , 2011(3): 7-11.
[50] 董莉 , 李庆安 , 林崇德 . 心理学视野中的文化认同 [J]. 北京师范大学学报 (社会科学版), 2014(1): 68-75.
[51] 熊慧 . 民族主义话语的媒介建构策略研究 [J]. 厦门大学学报 (哲学社会科学版), 2011(4): 133-140.
[52] 石义彬 , 熊慧 . 媒介仪式 , 空间与文化认同 : 符号权力的批判性观照与诠释 [J]. 湖北社会科学 , 2008(2): 171-174.
[53] 杨建义 . 新媒体对大学生文化认同影响的多维探析 [J]. 马克思主义与现实 , 2013(6): 189-192.

[54] 冉华，邓倩．从互联网使用到文化身份认同：以大学生为例的定量研究 [J]. 现代传播（中国传媒大学学报），2012, 34(6): 115-118.
[55] Hampton K N, Wellman B. Netville online and offline[J]. American Behavioral Scientist, 1999, 43(3): 475-492.
[56] 袁瑾．媒介转型与当代认同性的变迁 [J]. 华南农业大学学报（社会科学版），2011, 10(1): 120-125.
[57] 朱国庆．拉近还是推远：新媒介环境下祭孔仪式的传播悖论 [J]. 东南传播，2012(12): 164-166.
[58] 金玉萍．媒介与认同研究涉及的问题 [J]. 新闻爱好者，2011(22): 44-45.
[59] 陈逸明，姜连堃，程伟．文化认同视野下的中医废存之争 [J]. 医学与哲学（人文社会医学版），2011, 32(7): 13-15.
[60] 苗东升．近代以来中医命运的三个历史必然性 [J]. 中国工程科学，2008, 10(5): 25-31.
[61] 张宗明．中医文化复兴是推动中医振兴的根本途径：访全国著名中医文化专家张其成教授 [J]. 南京中医药大学学报（社会科学版），2011, 12(1): 1-8.
[62] 樊丹．专家倡议以文化认同推进中医药发展 [J]. 中医药管理杂志，2014, 22(3): 445.
[63] 王永洲．中医与中国传统文化的共同复兴 [J]. 环球中医药，2012, 5(1): 52-55.
[64] 周铮，王旭东．中医文化价值研究的意义 [J]. 中华中医药杂志，2013, 28(8): 2222-2224.
[65] 邓翠荣．弘扬传统中医文化，推动文化统战工作开展 [J]. 广西社会主义学院学报，2011, 22(3): 32-36.
[66] 王雷，付修远，成功，等．中医文化核心价值调查与分析 [J]. 中医杂志，2013, 54(13): 1098-1102.
[67] 郑晓红，王雷，李开颜，等．中医文化核心价值观初探 [J]. 中医杂志，2014, 55(15): 1265-1270.
[68] 黄梅，沈济人．中医药文化认同在中医教育中的建立 [J]. 卫生职业教育，2013, 31(13): 23-24.
[69] 颜涛，罗艳，王振兴．加强青少年中医传统文化教育的必要性及其课程体系构建 [J]. 浙江理工大学学报（社会科学版），2015(4): 338-342.
[70] Arnould E J, Thompson C J. Consumer culture theory (CCT): Twenty years of research[J]. Journal of Consumer Research, 2005, 31(4): 868-882.
[71] Giddings L S, Grant B M. Mixed methods research for the novice researcher[J]. Contemporary Nurse, 2006, 23(1): 3-11.
[72] DeVellis R F. Scale development: theory and applications[M]. 2nd ed. Thousand Oaks, Calif.: Sage Publications, 2003.
[73] Guadagnoli E, Velicer W F. Relation of sample size to the stability of component patterns[J]. Psychological Bulletin, 1988, 103(2): 265-275.
[74] Rummel R J. Applied factor analysis[M]. Evanston: Northwestern University Press, 1988.
[75] Colquitt J A. On the dimensionality of organizational justice: A construct validation of a measure[J]. The Journal of Applied Psychology, 2001, 86(3): 386-400.
[76] Tajfel H, Turner J C. An integrative theory of intergroup conflict[J]. The Social Psychology of Intergroup Relations, 1979, 33(47):74.
[77] 王宁．消费与认同：对消费社会学的一个分析框架的探索 [J]. 社会学研究，2001, 16(1): 4-14.
[78] Mullet G M, Karson M J. Analysis of purchase intent scales weighted by probability of actual purchase[J]. Journal of Marketing Research, 1985, 22(1): 93-96.

[79] Laroche M, Kim C, Hui M K, et al. Test of a nonlinear relationship between linguistic acculturation and ethnic identification[J]. Journal of Cross-Cultural Psychology, 1998, 29(3): 418-433.

[80] Huntington S P, Yi H J. Munmyŏng ŭi ch'ungdol = The clash of civilizations and the remaking of world order[M]. Sŏul T'ŭkpyŏlsi: Kimyŏngsa, 1997.

[81] Søndergaard H A, Grunert K G, Scholderer J. Consumer attitudes to enzymes in food production[J]. Trends in Food Science & Technology, 2005, 16(10): 466-474.

[82] Dodds W B, Monroe K B, Grewal D. Effects of price, brand, and store information on buyers' product evaluations[J]. Journal of Marketing Research, 1991, 28(3): 307-319.

[83] Maxwell S. Rule-based price fairness and its effect on willingness to purchase[J]. Journal of Economic Psychology, 2002, 23(2): 191-212.

[84] Stern H H, Allen J P B, Harley B. Issues and options in language teaching[M]. Oxford: Oxford University Press, 1992.

[85] 何其灵 . 对中医文化研究现状的思考 [J]. 医学与哲学 , 2001, 22(6): 36-38.

[86] 郑晓红 . 中医文化研究的时代思考 [J]. 中国中医基础医学杂志 , 2011, 17(10): 1152-1154.

[87] McCowan C J, Alston R J. Racial identity, African self-consciousness, and career decision making in African American college women[J]. Journal of Multicultural Counseling and Development, 1998, 26(1): 28-38.

[88] Phinney J S. Understanding ethnic diversity[J]. American Behavioral Scientist, 1996, 40(2): 143-152.

[89] 罗钢 , 刘象愚 . 文化研究读本 [M]. 北京 : 中国社会科学出版社 , 2000: 211.

[90] 姜丹 , 邱琳 . 大学生传统文化认同探析 [J]. 湖南医科大学学报 (社会科学版), 2009, 11(6): 13-15.

[91] 王君平 . 被看成"伪科学" 认同感待提高中医药如何寻回文化价值 [EB/OL].(2011-12-28).http://www.ce.cn/culture/whcyk/gundong!201112/28/20111228 22955517.shtml.

[92] Scannell P. Public service broadcasting and modern public life[J]. Media, Culture & Society, 1989, 11(2): 135-166.

[93] 吴世文 , 石义彬 . 我国受众的媒介接触与其中国文化认同 : 以武汉市为例的经验研究 [J]. 新闻与传播研究 , 2014, 21(1): 94-108.

[94] 张国良 , 陈青文 , 姚君喜 . 媒介接触与文化认同 : 以外籍汉语学习者为对象的实证研究 [J]. 西南民族大学学报 (人文社会科学版), 2011, 32(5): 176-179.

[95] 陈静静 , 庄晓东 . 文化认同与少数民族电子网络媒介 [J]. 中国人民大学学报 , 2009, 23(2): 87-92.

[96] 李晶 . 新媒体时代中原文化认同和传播机制研究 [J]. 焦作师范高等专科学校学报 , 2013, 29(4): 35-38.

[97] 中国互联网络信息中心 . 第 51 次《中国互联网络发展状况统计报告》[R/OL].(2023-03-22). https://cnnic.cn/NMediaFile/2023/0322/MAIN16794576367190GBA2HA1KOpdf.

[98] 匡文波 . "新媒体"概念辨析 [J]. 国际新闻界 , 2008(6): 66-69.

[99] 汪頔 . 新媒体的发展趋势及其对价值观的影响 [D]. 上海 : 复旦大学 , 2013: 15-17.

[100] 中国互联网络信息中心 . 2021 年全国未成年人互联网使用情况研究报告 [R/OL].(2022-12-01). https://cnnic.cn/NMediaFile/2022/1201/MAIN1669871621762HOSKOXCEP1.pdf.

[101] 陈云松 , 朱灿然 , 张亮亮 . 代内"文化反授" : 概念、理论和大数据实证 [J]. 社会学研究 , 2017,

32(1): 78-100.
[102] 尹旦萍 . 边疆少数民族大学生中华文化认同现状调查：以 Z 民族大学为例 [J]. 中南民族大学学报 (人文社会科学版), 2017, 37(6): 41-45.
[103] Moschis G P, Churchill G A Jr. Consumer socialization: A theoretical and empirical analysis[J]. Journal of Marketing Research, 1978, 15(4): 599-609.
[104] Marshall S. Ethnic socialization of African American children: Implications for parenting, identity development, and academic achievement[J]. Journal of Youth and Adolescence, 1995, 24(4): 377-396.
[105] 严宇 . 回族大学生民族认同状况及其影响因素研究：基于西安地区部分高校的调查 [J]. 民族论坛 , 2017(2): 22-28.
[106] 周海涛 . 大学生对大学认同与满意度的同一性 [J]. 大学 (研究与评价), 2008(S1): 64-66.
[107] 叶星 . 地方高校大学生学校认同感调查研究：以温州大学为例 [J]. 华章 , 2013(13): 138-139.
[108] 郑剑虹 , 曾茂林 , 范兆雄 . 大学生学校认同的实证研究及其教育启示 [J]. 教育发展研究 , 2014, 34(S1): 119-124.
[109] 吴帆 . 传统中医药文化与特色校园文化的构建 [J]. 黑龙江高教研究 , 2016, 34(11): 119-121.
[110] 周俊利 . 多元文化背景下民族高校大学生文化认同探析 [J]. 云南民族大学学报 (哲学社会科学版), 2017, 34(3): 154-160.
[111] 彭华民 . 福利三角：一个社会政策分析的范式 [J]. 社会学研究 , 2006, 21(4): 157-168.
[112] Harlan S L, Larsen L, Hackett E J, et al. Neighborhood attachment in urban environments[A]. the annual meeting of the American Sociological Association[C]. Philadelphia,2005:1-20.
[113] 张丽青 , 黄术生 . 基本药物制度实施对乡镇卫生院的影响和建议 [J]. 中国卫生事业管理 , 2011, 28(6): 438-439.
[114] Roccas S, Oppenheim S. Values, ethos and diversity[M].The Wiley Blackwell Encyclopedia of Race, Ethnicity, and Nationalism. John Wiley & Sons, Ltd, 2015.
[115] Roccas S, Sagiv L. Personal values and behavior: Taking the cultural context into account[J]. Social and Personality Psychology Compass, 2010, 4(1): 30-41.
[116] Kong H Y, Hsieh E. The social meanings of traditional Chinese medicine: Elderly Chinese immigrants' health practice in the United States[J]. Journal of Immigrant and Minority Health, 2012, 14(5): 841-849.
[117] 尉佩云 . 历史叙事的理性逻辑：约恩 · 吕森与当代西方历史叙事理论 [J]. 史学月刊 , 2018(5): 82-93.
[118] 彭刚 . 叙事、虚构与历史：海登 · 怀特与当代西方历史哲学的转型 [J]. 历史研究 , 2006(3): 23-38.
[119] 张云飞 . 历史叙事真实性的四个维度 [J]. 中华历史与传统文化论丛 , 2018(1): 385-395.
[120] 范映渊 . 记忆 · 叙事 · 认同：历史虚无主义的文化批判 [J]. 理论导刊 , 2016(10): 95-98.
[121] 朱祥海 . 历史叙事中的文化认同 [J]. 商丘师范学院学报 , 2012, 28(7): 90-92.
[122] 陈静 . 论斯图亚特 · 霍尔的文化“表征”理论及其理论实践 [D]. 桂林：广西师范大学 , 2006: 2-7.
[123] 郝永华 . Representation: 从再现到表征：论斯图尔特 · 霍尔的文化表征理论 [J]. 江西师范大学学报 (哲学社会科学版), 2008, 41(6): 73-80.

[124] 向华江 . 斯图亚特 · 霍尔与“文化研究”的符号学路径探析 [D]. 南昌 : 江西师范大学 , 2009: 33-36.
[125] 邹威华 . 斯图亚特 · 霍尔的“接合理论”研究 [J]. 当代外国文学 , 2012, 33(1): 42-49.
[126] Hall S. Cultural Identity and Diaspora, Colonial Discourse and Post colonial Theory: A Reader,eds P. Wlliams and L Chrisman[M]. New York: Columbia University Press, 1994.
[127] 邹威华 , 伏珊 . 斯图亚特 · 霍尔与“文化表征”理论 [J]. 当代文坛 , 2013(4): 42-45.
[128] 斯图尔特 · 霍尔 . 表征 : 文化表象与意指实践 [M]. 徐亮 , 陆兴华 , 译 . 北京 : 商务印书馆 , 2003: 2.
[129] 朱小芳 . 青少年对中国传统文化的社会表征及其与民族认同感的关系 [D]. 武汉 : 华中师范大学 , 2008: 54.
[130] 保罗 · 杜盖伊 , 斯图亚特 · 霍尔 , 琳达 · 简斯 , 等 . 做文化研究 : 索尼随身听的故事 [M]. 霍炜 , 译 . 北京 : 商务印书馆 , 2003: 3.
[131] 斯图亚特 · 霍尔 . 表征 : 文化表象与意指实践 [M]. 徐亮 , 陆兴华 , 译 . 北京 : 商务印书馆 ,2003:1.
[132] 保罗 · 杜盖伊 , 斯图亚特 · 霍尔 , 琳达 · 简斯 , 等 . 做文化研究 : 索尼随身听的故事 [M]. 霍炜 , 译 . 北京 : 商务印书馆 , 2003:25.
[133] 钟怡 . 从“表征”到“实践”: 移动媒介时代城市形象建构的新范式 [J]. 学习与实践 , 2018(7): 133-140.
[134] 王国华 , 刘炼 , 王雅蕾 , 等 . 自媒体视域下的科学传播模式研究 [J]. 情报杂志 , 2014, 33(3): 88-92.
[135] 刘华杰 . 科学传播的三种模型与三个阶段 [J]. 科普研究 , 2009, 4(2): 10-18.
[136] 胡晓梅 . 科学传播与网络 [J]. 河北工程大学学报 (社会科学版), 2008, 25(1): 85-87.
[137] 陈鹏 . 新媒体环境下的科学传播新格局研究 : 兼析中国科学报的发展策略 [D]. 合肥 : 中国科学技术大学 , 2012: 69-71.
[138] 陈丽蛟 . 自媒体时代科学传播的新问题和新思路 [D]. 长沙 : 湖南师范大学 , 2016: 60-63.
[139] 刘兵 , 侯强 . 国内科学传播研究 : 理论与问题 [J]. 自然辩证法研究 , 2004, 20(5): 80-85.
[140] 中华人民共和国国务院新闻办公室 . 白皮书 : 中国的中医药 [R/OL].（2016-12-06）. http://www.scio.gov.cn/ztk/dtzt/34102/35624/35628/Document/1534714/1534714.htm.
[141] 侯强 . 欧美传播理论背景中面向公众的科学传播模式研究 [D]. 北京 : 清华大学 , 2004: 50-55.
[142] Bucchi M. Science and the media: alternative routes in scientific communication[M]. London: Routledge, 1998.
[143] Lewenstein B V. From fax to facts: Communication in the cold fusion Saga[J]. Social Studies of Science, 1995, 25(3): 403-436.
[144] 刘宽红 . 公众科学知识价值取向与科学传播模式建构 [J]. 当代传播 , 2011(1): 26-28.
[145] 应妮 .《中国文化产业年度发展报告 2020》发布十大趋势 [EB/OL].(2020-01-05).http://www.chinanews.com/gn/2020/01-05/9051432.shtml.
[146] 国家统计局 . 文化及相关产业分类 (2018)[R/OL].(2018-05-09).http://www.stats.gov.cn/tjsj/tjbz/201805/t20180509_1598314.html.
[147] 江畅 , 孙伟平 , 戴茂堂 , 等 . 文化建设蓝皮书 : 中国文化发展报告 (2018)[R]. 北京 : 社会科学文献出版社 ,2008:5.

[148] 国家统计局 . 健康产业统计分类 (2019)[R/OL].(2019-04-09).http://www.stats.gov.cn/tjgz/tzgb/201904/t20190409_1658560.html.

[149] 王克春 , 马智慧 , 孙裕增 , 等 . 健康中国背景下大健康产业共建共享的社会协同 [J]. 中国卫生经济 , 2020, 39(1): 70-73.

[150] 张车伟 , 宋福兴 . 大健康产业蓝皮 : 中国大健康产业发展报告 (2018)[R]. 北京 : 社会科学文献出版社 ,2018:12.

[151] 方嫚桃 . 大健康市场前景如何 ? 2023 大健康行业分析报告 [EB/OL].(2023-3-13). https://www.chinairn.com/hyzx/20230313/162136408.shtml.

[152] 中华人民共和国国家卫生健康委员会 .2019 年全国居民健康素养水平升 19.17%[EB/OL]. (2020-04-24).http://www.nhc.gov.cn/xcs/s3582/202004/df8d7c746e664ad783d1c1cf5ce849d5.shtml.

[153] 王玉 , 仝春冉 . 我国城镇居民健康意识及影响因素实证分析 [J]. 现代预防医学 , 2019, 46(7): 1229-1233.

[154] 新华网 .“2019 中国文化产业系列指数发布会”在京举办 [EB/OL].(2019-12-24). https://baijiahao.baidu.com/s?id=1653788855822182560&wfr=spider&for=pc.

[155] 艾媒大文娱产业研究中心 . 2018—2019 中国文化创意产业现状及发展趋势分析报告 [R/OL]. (2019-01-25).https://www.iimedia.cn/c400/63506.html.

[156] 何凯 . 基于科学传播理论的中医传承问题研究 [D]. 广州 : 广州中医药大学 , 2014: 27-29.

[157] 宣慧敏 . 传媒叙事与民族认同建构 [D]. 上海 : 上海外国语大学 , 2009: 19.

[158] 于沛 . 史学思潮和社会思潮 : 关于史学社会价值的理论思考 [M]. 北京 : 北京师范大学出版社 , 2007: 354.

[159] 费孝通 . 中华民族多元一体格局 [M]. 2 版 . 北京 : 中央民族大学出版社 , 1999: 299-305.

[160] 熊锡元 . 民族意识过程 : 由“自在”到“自为”[J]. 黑龙江民族丛刊 , 1999(2): 13-16.

[161] 郝先中 . 传统与现代性 : 近代中西医论争的文化表征 [J]. 皖西学院学报 , 2008, 24(1): 134-139.

[162] 朱祥海 . 文化认同、历史叙事及其方法 [J]. 社科纵横 , 2012, 27(7): 101-103.

[163] 赖国栋 . 创伤、历史叙事与海登 · 怀特的伦理意识 [J]. 学术研究 , 2019(4): 124-132.

[164] Appelgren E. Convergence and divergence in media: different perspectives[C]//8th ICCC International Conference on Electronic Publishing. Brasilia-DF, Brazil,2004,6:237.

[165] de Sola Pool I. Technologies of freedom[M]. Cambridge, Mass.: Belknap Press of Harvard University Press, 1983.

[166] 高钢 . 迎接媒介融合的时代 [J]. 新闻与写作 , 2009(7): 1.

[167] 蔡雯 , 王学文 . 角度 · 视野 · 轨迹 : 试析有关“媒介融合”的研究 [J]. 国际新闻界 , 2009, 31(11): 87-91.

[168] Greenstein S, Khanna T. What does industry convergence mean?[C]//Yoffie D B.Competing in the Age of Digital Convergence. Boston:Harvard Business Review Press,1997:201-226.

[169] Cutler Company．The national telecommunications council convergence project[R].Kuala Lumpur:Cutler & Co.,1997:1-5.

[170] 刘颖悟 , 汪丽 . 媒介融合的概念界定与内涵解析 [J]. 传媒 , 2012(1): 73-75.

[171] 黄建友 . 论媒介融合的内涵及其演进路径 [J]. 当代传播 , 2009(5): 50-52.

[172] Gordon R. The Meanings and implications of convergence[C]//Kawamoto K. Digital Journalism: Emerging Media and the Changing Horizons of Journalism. Lanham,MD:Rowman & Littlefield Publishers,2003:57-74.
[173] 许颖 . 互动 · 整合 · 大融合 : 媒体融合的三个层次 [J]. 国际新闻界 , 2006, 28(7): 32-36.
[174] 陈伟军 . 媒介融合与话语越界 : 传媒文化的多维阐释和散点透视 [M]. 北京 : 中国社会科学出版社 , 2011: 79-81.
[175] 刘颖悟 , 汪丽 . 媒介融合的四大影响 [J]. 传媒 , 2012(9): 72-74.
[176] 郭毅 , 于翠玲 . 国外 "媒介融合" 概念及相关问题综述 [J]. 现代出版 , 2013(1): 16-21.
[177] 孟建 , 赵元珂 . 媒介融合 : 作为一种媒介社会发展理论的阐释 [J]. 新闻传播 , 2007(2): 14-17.
[178] 陈映 . 媒介融合概念的解析与层次 [J]. 北京邮电大学学报 (社会科学版), 2014, 16(1): 1-7.
[179] 胡正荣 . 传统媒体与新兴媒体融合的关键与路径 [J]. 新闻与写作 , 2015(5): 22-26.
[180] PRESS RELEASE. 爱立信消费者实验室最新报告揭示社交媒体使用行为的变 [R/OL].(2018-11-21).https://www.ericsson.com/zh-cn/press-releases/2/2018/11/20181121-ericsson-report.
[181] 胡正荣 . 移动互联时代传统媒体的融合战略 [J]. 传媒评论 , 2015(4): 47-50.
[182] 钟雅琴 . 超越的 "故事世界" : 文学跨媒介叙事的运行模式与研究进路 [J]. 文艺争鸣 , 2019(8): 126-134.
[183] 王蕾 . 亨利 · 詹金斯及其融合文化理论分析 [J]. 东南传播 , 2012(9): 11-13.
[184] Jenkins H. Convergence? I diverge[J]. Technology Review, 2001, 104(5): 93.
[185] 胡正荣 . 构建全媒体传播体系 : 内涵与层次 [J]. 新闻与写作 , 2019(8): 1.
[186] 张成良 , 刘祥平 . 新媒体语境下传统文化的跨媒介叙事与传播 [J]. 理论月刊 , 2017(8): 75-79.
[187] Herman D. Basic elements of narrative[M]. Chichester, West Sussex, UK: Wiley-Blackwell, 2009.
[188] Abbot H P. The Cambridge Introduction to Narrative[M]. Cambridge: Cambridge University Press, 2008.
[189] 段枫 , 陈星 , 许娅 , 等 . 当代西方跨媒介叙事学研究述论 [J]. 解放军外国语学院学报 , 2020, 43(1): 59-67.
[190] Jenkins H. Transmedia storytelling moving characters from books to films to video games can make them stronger and more compelling[J]. MIT Technology Review,2003(1):31-40.
[191] 朱瑞娟 . 融媒体时代新媒体新闻叙事策略的创新路径 [J]. 东南传播 , 2017(5): 144-146.
[192] Thon J N. Converging worlds: From transmedial storyworlds to transmedial universes[J]. Storyworlds: A Journal of Narrative Studies, 2015, 7(2): 21-53.
[193] 李诗语 . 从跨文本改编到跨媒介叙事 : 互文性视角下的故事世界建构 [J]. 北京电影学院学报 , 2016(6): 26-32.
[194] Jenkins H. Convergence culture: where old and new media collide[M]. New York: New York University Press, 2006.
[195] 康晓倩 . 从《复仇 4》看漫威电影的跨媒介叙事 [J]. 电影文学 , 2020(1): 135-137.
[196] 黄楚新 . 漫威模式对中国文化创意产业发展的启示 [J]. 人民论坛 , 2020(2): 130-132.
[197] 贺艳 , 邓桢泓 . 故宫 IP 的跨媒介叙事策略研究 [J]. 声屏世界 , 2019(7): 73-75.